L'ART

DE CONSERVER ET DE RÉTABLIR SA SANTÉ.

MEAUX IMPRIMERIE DE A. CARRO.

L'ART

DE CONSERVER ET DE RÉTABLIR

SA SANTÉ,

OU

PRÉCEPTES D'HYGIÈNE

DE

L'ÉCOLE DE SALERNE,

Traduction nouvelle,
Avec le texte en regard,
et des remarques critiques.

suivie de

L'ÉCOLE DE PARIS,

ou

Traité d'hygiène moderne, en vers français,

PAR J. B. DEMOMMEROT,

Docteur en médecine de la Faculté de Paris, membre de l'Université etc.

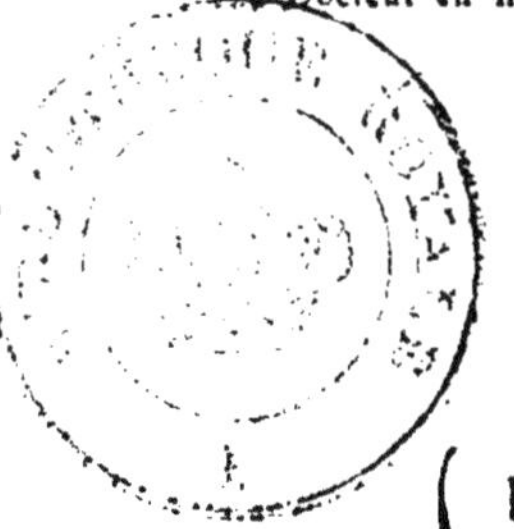

PARIS,

Chez MM.
- LEDOYEN, Libraire, Palais-Royal, Galerie d'Orléans 31
- THIVET, Professeur d'anatomie, rue des Poitevins n° 2, près l'École de médecine.

Et chez les principaux libraires de Paris et des départemens.

1841.

PRÉFACE.

———✳———

En donnant une nouvelle traduction de l'École de
Salerne, le traducteur n'a point la prétention de se
rendre comptable, devant le public, des quelques
imperfections hygiéniques que renferme le texte. Il
attaque au contraire, et combat avec franchise, les
erreurs que les progrès de la science ont mises à décou-
vert, et, guidé, avant tout, par la pensée d'être utile, il
écarte sans pitié, le voile vénérable de l'antiquité, qui
cache quelquefois des principes erronés. Mais, sans
professer pour les aphorismes qu'il traduit, ce respect
aveugle et passionné qui fascine la plupart des traducteurs, il pense qu'un opuscule qui a traversé tant de

1

révolutions hygiéniques, qui a survécu à tant de théories, et qui a vu des enthousiastes de toutes les sectes médicales, le torturer, en dénaturer même l'esprit, pour l'expliquer selon leurs idées préconçues, ou pour y trouver un arrêt favorable à leur systême, il pense, dis-je, que cet opuscule ne mérite point d'être relégué dans les inutilités dont le tems a fait justice, et qu'on peut avec avantage le faire fructifier chez le peuple qui l'ignore, après l'avoir exhumé du domaine des savants qui aiment à en citer les sentences textuelles. C'est pour le rendre populaire que je l'ai traduit. On me reprochera peut-être de l'avoir rimé!... D'abord, j'ai mis en vers, ou si l'on aime mieux, en prose rimée, des vers Léonins, c'est à dire des vers latins rimés; le texte sous ce rapport peut justifier la traduction. Dailleurs l'abbé Ancelin, Martin et beaucoup d'autres m'ont devancé dans une traduction en vers sans avoir encouru le blâme qu'on pourrait déverser sur moi. Ensuite, à mon avis, c'est une idée fatale et contraire au perfectionnement du langage que celle qui défend à la poésie de s'emparer des vérités utiles, fussent-elles abstraites ou vulgaires, pour les revêtir des agrémens, des prestiges de son rhythme harmonieux : comme si tout n'était pas de son domaine; comme si une sentence utile ne se gravait pas mieux dans l'esprit à l'aide d'une métaphore poétique et quelquefois même à l'aide d'une simple rime artificieusement construite! Les Grecs et les Latins nos maîtres en fait de goût et de génie, n'étaient point si méticuleux que nous : Nicandre a chanté la Thériaque et les Contre-poisons en vers où le critique peut blâmer cette phraséologie si commune à la Grèce, mais où le toxicologue est étonné de trouver à travers les dédales d'une polypharmacie grossière, tous les élémens de la toxicologie moderne. Et parmi les latins, Lucrèce n'a-t-il pas developpé son systême de la nature en vers admirables? Une infinité d'auteurs n'ont ils pas sauvé par la magie d'une suave poésie, la sécheresse désespérante des préceptes de médecine, d'agriculture, d'astronomie et d'une foule de connaissances dont ils voulaient doter l'esprit humain? Pourquoi donc la poésie française resterait-elle en arrière des langues dont elle emprunte toute sa richesse! surtout depuis que nos grands maîtres nous ont appris à la façonner à tous les besoins de la pensée, à la plier à toutes les exigences, à toutes les subtilités de l'imagination! N'est-ce pas en vers que Voltaire a exprimé les plus belles pensées de la philosophie, que M. De Lamartine a traduit les plus heureuses méditations de la poésie, les plus belles inspirations d'un génie supérieur? Pour moi j'en ai la conviction :

La rime est une esclave et ne doit qu'obéir.

C'est d'après l'idée exprimée dans ce vers, qu'à l'exemple de l'école de Salerne j'ai rimé aussi les aphorismes de l'Hygiène actuelle, que je donne sous le nom d'École de Paris. Je n'ai point la sotte prétention d'avoir fait une œuvre nouvelle quant au fond, mais quant à la forme je n'en connais pas de modèle dans notre langue. Du reste, j'ai voulu m'entourer de toutes les lumières qui pouvaient m'éclairer, j'ai puisé dans toutes les instructions médicales de nos grands maîtres, les conseils de la sagesse et de l'expérience, et si cet essai est assez heureux pour soulever quelques critiques, ce n'est point quant à la réalité des préceptes qui sont avoués et professés par l'hygiène de nos écoles; le blâme ne peut porter que sur la forme de l'expression dont j'ai revêtu ces préceptes; et alors, abandonnant l'apologie du style, je renverrais mes critiques à *l'école*, si malgré mes prévisions ils attaquaient les principes qu'elle enseigne. Voilà tout ce que je puis dire sur *l'École de Paris* que j'ai hasardée en tremblant, et comme à la remorque de son aînée, l'École de Salerne.

Quant à celle-ci qui depuis plus de huit cents ans, a le privilége de dicter des leçons d'hygiène, il n'est point déraisonnable de croire qu'un ouvrage qui arrive ainsi jusqu'à nous, escorté des suffrages de tous les siècles qu'il a traversés, n'est point une œuvre sans mérite ou une triste élucubration d'une médiocrité prétentieuse. Oui sans doute, quelques aphorismes ont vieilli, ont perdu de leur importance en perdant leur application, mais souvent, loin d'être en droit d'avoir pour l'anti-quité qui nous a légué ces préceptes, un mépris injurieux, c'est à nous qu'il faut s'en prendre; c'est que, moins observateurs que nos ancêtres, et préoccupés que nous sommes par ces vaines théories médicales qu'un jour voit naître et mourir, nous étudions moins qu'eux les propriétés salutaires des plantes, et grâce à notre apathie à vérifier la réalité des notions de nos pères, nous en venons souvent à ne point ajouter foi à ce qu'ils nous ont transmis, ou même à les accuser d'ignorance, parce que les résultats que nous obtenons, résultats qui sont de notre part le fruit d'une observation éphémère et souvent mal faite, ne concordent point avec ceux qu'ils ont enregistrés après un examen prolongé et consciencieux, après un travail et une patience qui ne se trouvent plus dans ce siècle peut-être trop enthousiaste de ce qu'il croit inventer. Et cependant la médecine n'est-elle pas une science d'observation? Toutes les théories du monde, toutes les hypothèses les plus ingénieuses ne tombent-elles pas, ou au moins ne devraient-elles pas tomber devant les faits? Si les sentences du père de la médecine sont encore citées, n'est-ce pas parceque prenant pour ainsi dire la nature sur le fait, il s'est contenté de nous léguer ses observations! Si l'on aime à étayer un axiôme d'hygiène d'un vers de *l'École de Salerne*, à l'exclusion de tant d'auteurs remarquables qui ont écrit sur la même matière, n'est-ce pas, parceque l'on trouve dans ce vers le précepte simple, l'observation modeste sans l'attirail pédantesque dont l'enveloppe le médecin théoricien? Oui je le répète, c'est dans les observations authentiques que la médecine doit aller puiser ses inspirations. Eh! qu'importent au malade que vous allez guérir, les théories plus ou moins ingénieuses de Brown, de Broussais, ou de Rasori? Toutes les théories s'éclipsent ou s'éclipseront en gravitant autour du seul foyer de lumière qui existe dans l'art de guérir, autour du soleil de *l'observation*. J'ai vu *l'irritation* dans son apogée : des masses de médecins étrangers et indigènes, des étudiants avides, se ruaient pour entendre la parole de son créateur : quelques années plus tard, Broussais prêchait dans le désert et je me suis vu seul à son cours. C'est que *l'observation* qui juge en dernier ressort, cassait déjà l'arrêt de la théorie; c'est qu'en médecine, le système n'est rien, quand l'expérience n'a pas prononcé sur l'efficacité de telle ou telle médication !... Enfin, pour formuler ma pensée relativement à l'école de Salerne, je crois que beaucoup des préceptes qu'elle nous donne, bien qu'ils soient tombés en désuétude, ne méritent cependant point le dédain dont les poursuivent quelques critiques superficiels, et qu'il ne leur manque souvent pour être applicables, qu'une observation plus soutenue de notre part sur les effets des agents thérapeutiques dont l'antiquité éminemment observatrice, a constaté les effets.

Ce petit ouvrage remonte au onzième siècle. On croit généralement que ce fut un médecin, nommé

Jean de Milan, qui le rédigea, et voici à quelle occasion : Robert duc de Normandie avait suivi Godefroi de Bouillon au siége de Jérusalem et s'y était signalé par des prodiges de valeur, mais la gloire coûte souvent bien cher, et Robert blessé au bras par une flèche empoisonnée avait rapporté, avec ses lauriers, une fistule réputée incurable. Cependant la tendresse de sa femme, tendresse vraiment touchante, l'avait sauvé de la mort, ou au moins d'une infirmité dégoûtante : pendant que Robert dormait, la princesse avait sucé la plaie et l'avait guérie. Toutefois, avant cette cure opérée par le dévouement de sa femme, le prince avait consulté bien des médecins, bien des écoles de médecine; et celle de Salerne flattée de lui faire entendre ses oracles, avait chargé un de ses professeurs, Jean de Milan, de lui tracer, au nom de l'école, les préceptes nécessaires pour entretenir sa santé. C'est donc au duc de Normandie que ce poëme est adressé. On lui donne le nom de roi, il ne le fut jamais que dans cet ouvrage. Il avait en effet droit à la couronne, mais en politique les droits ne suffisent pas toujours, et son jeune frère, après l'avoir battu et défait en bataille rangée, avait regné à sa place.

Les vers employés dans cet opuscule sont des vers Léonins. Ce genre de poésie fort usité dans le Moyen-âge, n'offre aucune différence relativement à la mesure et à la quantité du vers; et la rime à laquelle cette poésie est astreinte la distingue seule de la versification

ordinaire. Tantôt, c'est un vers qui rime avec le suivant comme dans la poésie française :

> Lenit et humectat, solvit sine febre butirum ;
> Incidit, lavat ac penetrat mundat quoque serum.

Tantôt c'est l'hémistiche qui rime avec l'autre hémistiche du même vers :

> Caseus ille bonus quem dat avara manus.

Tantôt l'on rencontre trois rimes dans le même vers :

> Valachi : vestri stomachi, sunt amphora Bacchi,
> Vos estis, Deus est testis, teterrima pestis.

D'autres fois, après deux rimes dans le même vers,
la syllabe finale doit rimer encore avec la syllabe finale
du vers suivant. Théodole a prêché en vers de cette
sorte le mépris du monde :

> Pauper amabilis et venerabilis est benedictus ;
> Dives inutilis, insatiabilis est maledictus.   etc.

Mais cette gêne si difficile pourtant, n'est rien en
comparaison de celle que s'est imposée ce même
Théodole dans le morceau suivant où il trace la manière de se tenir à table :

$$\text{Dum manducatis} \left\{ \begin{array}{l} \text{Vultus hilares habe} \\ \text{Sal cultello capi} \\ \text{Quid edendum sit, ne pet} \\ \text{Non depositum capi} \\ \text{Rixas, murmur, fugi} \\ \text{Membra recta sede} \\ \text{Mappam mundam tene} \\ \text{Ne scalpatis cavo} \\ \text{Nullis partem tribu} \\ \text{Morsus non rejici} \\ \text{Modicum sed crebro bib} \\ \text{Grates Christo refer} \end{array} \right\} \text{atis.}$$

Toutes ces subtilités oiseuses ne surprennent point quand on se rappelle que nos rimeurs français ont voulu chanter la Passion en vers d'une syllabe. Voici douze vers de cette pièce singulière, ils ont trait à la résurrection :

De
Ce
Lieu,
Dieu
Sort
Mort;
Sort
Fort
Dur,
Mais
Très
Sur.

Quoiqu'il en soit de cette bizarrerie, les vers Léonins par leur singularité même sont plus faciles à retenir.

Le précepte quelquefois se grave irrévocablement dans la mémoire, grâce à l'originalité de l'expression.

J'ai suivi dans la traduction que je livre au public, l'édition de Moreau; comme lui je n'ai commenté que la partie hygiénique; cependant pour donner au lecteur tous les oracles de l'école, bien qu'ils ne soient pas tous authentiques, j'ai rassemblé à la fin du texte donné par Moreau, tous les préceptes que j'ai pu recueillir dans les autres éditions. Puisse cet ouvrage être de quelqu'utilité! Puisse-t il populariser quelques vérités hygiéniques qu'il n'est pas permis d'ignorer, mais que notre incurie pour tout ce qui regarde notre santé, laisse souvent dormir dans les volumes peut-être trop savants, où la science les enseigne.

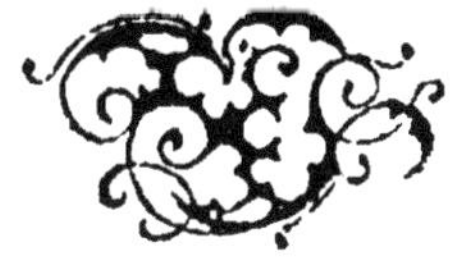

L'ART

DE

CONSERVER SA SANTÉ.

ÉCOLE

DE

SALERNE.

> Medicina fuit quondam scientia
> paucarum herbarum.
>
> SÉNÈQUE, lettre 95.

DE CONSERVANDA VALÉTUDINE.

SCHOLA

SALERNITANA.

Operis institutum. (*)

Anglorum regi scribit schola tota Salerni :

Si vis incolumem, si vis te reddere sanum ,

Parce mero, cœnato parùm, non sit tibi vanum

Surgere post epulas, somnum fuge meridianum :

Ne mictum retine, nec comprime fortiter anum :

REMARQUES.

(*) Tous ces préceptes sont vrais. Le vin pur pris modérément favorise la digestion, mais l'ivresse est nuisible à la santé. Il est, sous le rapport hygiénique, un choix à faire parmi les vins ; les vins blancs sont diurétiques, les vins rouges sont plus nourrissants, et les vins mousseux activent plus la digestion.

La sobriété que nous recommande l'école de Salerne, est en effet, l'agent hygiénique le plus puissant; l'école revient souvent à ce précepte, elle veut qu'on puisse se passer de médecin quand on est gai, tranquille et sobre :

L'ART DE CONSERVER SA SANTÉ.

ÉCOLE

DE SALERNE.

But de l'ouvrage.

Voici, roi d'Albion, ce que pour ta gouverne,
Te trace par ma main, l'École de Salerne :
Veux-tu, sans accident, conserver ta santé ?
Bois peu de vin pur, dîne avec sobriété :
Il faudra, si tu veux n'être jamais malade,
Après chaque dîner faire une promenade :
Que ton ventre soit libre et ne le froisse pas :
Ne dors pas dans le jour, au sortir des repas.

Si tibi deficiant medici, medici tibi fiant
Hæc tria: mens hilaris, requies moderata, diæta.

La promenade après le repas en imprimant de légers mouvements au corps, favorise la digestion et c'est une fort mauvaise habitude d'aller se coucher immédiatement après le dîner. — Ce n'est point sans raison qu'il est recommandé de se tenir le ventre libre, car une foule de maladies naissent de l'incurie à observer ce précepte. — Qui peut contester l'influence funeste des chagrins sur l'organisation humaine? Ne voit-on pas tous les jours des hommes pusillanimes conduits graduellement au

Curas tolle graves, irasci crede profanum :
Hæc benè si serves, tu longo tempore vives.

De aere. (*)

Aer sit purus, sit lucidus et benè clarus,
Infectus per se, nec olens fœtore cloacæ,
Alteriusque rei corpus nimis inficientis.

de cibis. (**)

Quale, quid et quando, quantum, quoties, ubi dando

---

tombeau par des chagrins qu'ils n'ont pu dompter ! Quant à la colère, c'est avec justesse que l'auteur de cet opuscule la frappe de son anathême. On voit souvent des victimes de cette passion fatale succomber à l'apoplexie qu'elle détermine ?

— —

(*) L'air est la vie de l'homme ; on peut se passer pendant quelques jours de boire et de manger, mais on meurt de suite si l'on cesse de respirer. C'est l'air qui dans les poumons revivifie le sang ; c'est l'air qui anime tout, qui fait tout croître. Avec quel soin, avec quelle religion ne devons nous donc pas choisir l'atmosphère où nous devons vivre. L'air humide n'est jamais bon ; cependant les phthisiques en sont moins incommodés : gardez-vous donc d'aller habiter aux bords d'un marais formé par des eaux stagnantes et infectes, ce serait aller fixer votre séjour dans le domaine de la mort. L'air froid convient dans les hemorrhagies. Un saignement de nez s'arrête sous l'influence d'un air frais. L'air chaud au contraire, provoque la sueur et les hémorrhagies, en dilatant les vaisseaux capillaires

Fuis les soucis rongeurs, évite la colère,
Et tu posséderas une santé prospère.

de l'air.

Que l'air soit pur, serein, exempt d'obscurité :
On ne vit pas long-tems dans un air infecté.
Trop d'hommes réunis corrompent l'atmosphère :
Fuyez les lieux mal sains, leur odeur délétère.

des mets.

Médecins, qui voulez conserver la santé,

---

que l'air froid avait fait contracter. Les vents du nord sont secs et froids, ils réveillent l'appétit, excitent le système urinaire, donnent des forces et du ton à l'économie et sont en général salutaires. Les vents du midi sont les plus malsains, ils sont humides et chauds ; Hyppocrate les a frappés de sa réprobation. C'est avec raison que l'école de Salerne proscrit l'air obscur : sans la lumière la fleur s'étiole, l'animal meurt. Au contraire, l'air lumineux réjouit et porte à la gaité. Rien n'est plus fatal que d'être obligé de vivre dans des appartemens mal aérés, où sont agglomérées beaucoup de personnes. Les théâtres en général sont fort mal sains, le parterre l'est moins que les parties supérieures. Quand l'air est corrompu, infect, on brûle dans les appartemens, du sucre, du papier, etc. ; ces combustions masquent l'odeur, mais ne la détruisent pas. Il vaut mieux se servir de chlorure de chaux, le chlore décompose les miasmes.

(**) Certainement le médecin doit prescrire un régime, mais

Ista notare cibo debet medicus benè doctus,

Ne malè conveniens ingrediatur iter.

De cibis benè nutrientibus. (')

Ova recentia, vina rubentia, pinguia jura

Cum similâ purâ, naturæ sunt valitura.

---

le malade ou celui qui veut conserver sa santé doit être consulté avant tout. Tel aliment convient à telle organisation, qui
est une substance veneneuse pour telle autre. Le lait si calmant
de sa nature détermine, chez certaines personnes, tous les symp-
tômes de l'empoisonnement; l'expérience doit donc seule
prononcer en fait d'alimens. Cependant en général les viandes
salées, fortement animalisées, comme le sont celles du gibier,
ne conviennent pas dans les inflammations, et lorsque l'estomac
digère mal. Dans les pays chauds l'alimentation est presque
toute végétale, au contraire les hommes robustes du nord
ingurgitent des quantités effroyables de viandes ayant déjà subi
un commencement de décomposition putride. Le vin, doux
fruit des pays méridionaux, est cependant plus utile aux peuples
du nord qui ont besoin de la chaleur qu'il développe pour
digérer les masses énormes d'alimens dont ils se nourrissent.
Quant aux heures de repas, l'on déjeûne ordinairement à 10
heures et l'on dîne à 5; en hiver, il faut déjeûner à 11 et
dîner à 6. On ne doit jamais prendre de nourriture pendant
la fièvre. Lorsqu'on digère mal, il faut manger peu et souvent,
et boire de l'eau de Seltz qui active la digestion sans fatiguer les organes chargés de cette fonction. On ne doit pas
non plus négliger la température de la salle à manger, il

En prescrivant des mets, voyez leur qualité,
Fixez le lieu, la dose, et le tems convenable,
Et le nombre de fois qu'on doit se mettre à table.

des mets qui nourrissent bien.

Les œufs frais, le vin rouge et les bouillons surtout,
Sont bons pour la santé, s'ils sont de notre goût.
Un bon potage exige une fécule pure.

---

faut qu'elle soit modérée. Une conversation agréable, une gaîté franche contribuent beaucoup à rendre les repas salutaires:

Utere convivis non tristibus, utere amicis
Quos nugæ, et risus, et joca salsa juvant.

(*) Les œufs sont un très bon aliment; Avicenne les loue dans plusieurs endroits de ses ouvrages. Les œufs de poule sont les meilleurs, mais

Filia presbyteri jubet pro lege teneri,
Quod bona sunt ova hæc: candida, longa, nova.

Il faut donc, selon ce précepte bien connu, les choisir frais, blancs et longs : j'avoue cependant que je ne tiendrais guère à la longueur, si la ménagère du presbytère ne s'était prononcée en faveur de cette forme. Quoiqu'il en soit, les œufs durs ne sont pas si faciles à digérer, ils sont moins salutaires que les œufs à la coque, qui se digèrent fort bien. Le jaune est plus nourrissant que le blanc : nous verrons plus tard que

de cibis impinguantibus. (*)

Nutrit et impinguat, triticum, lac, caseus infans,

Testiculi, porcina caro, cerebella, medullæ,

---

l'École de Salerne recommande de boire après chaque œuf que l'on mange. — Le vin rouge est réellement nourrissant. Il y a de la différence pour la qualité, entre les vins de couleur différente, mais il n'y en a pas moins entre les vins de chaque climat ; en général un vin est d'autant plus nourrissant qu'il est plus méridionnal ; Il est d'autant plus rafraichissant qu'il est plus septentrional. Je connais des personnes qui boivent beaucoup de vin et mangent peu, et jouissent pourtant d'un embonpoint remarquable; en Bourgogne ces personnes ne sont pas rares. Du reste, d'après les recherches de la chimie, le sucre abonde dans les vins du midi, et le sucre est nourrissant, puisque dans certaines fabriques de sucre exotique , les nègres employés dans ces manufactures, n'ont pas d'autre aliment. — On ne contestera guère aux bouillons leur vertu nutritive : chargés de tous les principes alimentaires solubles des viandes, ils ont l'avantage de nourrir beaucoup sous un petit volume, et d'offrir ainsi la forme la plus accessible à l'action digestive de l'estomac.

(*) Voilà bien des substances que les Salernitains proposent à ceux qui veulent acquérir de l'embonpoint. Jouissent-elles toutes en effet de la vertu qu'ils leur donnent? c'est ce que nous allons examiner. 1° Le froment. — De tous les aliments le froment est le plus utile ; réduit en farine et ayant subi la fermentation panaire, il constitue le pain lorsqu'il est

des aliments qui engraissent.

Voulez-vous acquérir un embonpoint qui dure ?
Nourrissez-vous de lait et de pain de froment,
De moelle, de rognons, de fromage récent,
Humez, humez des œufs, mangez de la cervelle,

---

cuit. Le pain est l'aliment le plus généralement employé, il est facile à digérer, mais la farine qui n'a point subi la fermentation, est généralement lourde et réfractaire à l'action de l'estomac. Ainsi toutes les pâtes, toutes les farines cuites ou frites, sont mauvaises. 2° Le lait. — Le lait de Chèvre est celui qui engraisse le plus; c'est je crois, ce lait que l'école de Salerne nous recommande. 3° Le fromage nouveau. — En général il faut manger peu de fromage :

Caseus ille bonus quem dat avara manus.

Mais le fromage nouveau est moins nuisible que le fromage déjà vieux, et c'est principalement sur ce dernier que tombe la recommandation que ce vers exprime. 4° Les rognons. — Je ne sais jusqu'à quel point la substance que le texte exprime peut procurer de l'embonpoint; le cardinal Dubois en faisait un grand usage. 5° La chair de Porc.—Les opinions sont bien partagées sur cet aliment. Hyppocrate et Gallien, qui ne sont pas toujours d'accord, s'accordent cependant pour faire l'éloge de cette nourriture. Leur raison est assez singulière : ils disent que la chair de porc est tellement semblable à la nôtre, qu'il est souvent arrivé qu'on a fait scélératement manger de la chair humaine au lieu de la chair de pourceau, sans qu'on se soit aperçu de cette erreur; et partant de cette donnée, ils affirment que cette substance étant assez semblable à la nôtre, elle doit être mieux digérée, et plus facilement assimilée à nous-

Dulcia vina, cibus gustu jucundior, ova

Sorbilia , et ficus maturæ, uvæque recentes.

de cibis vitandis. (')

Persica, poma, pyra et lac, caseus et caro salsa

---

mêmes. D'un autre côté , nous voyons les juifs proscrire le porc comme impur, et indigeste; on doit, à mon avis, regarder la chair de porc comme très nourrissante lorsqu'on la digère bien, mais comme très insalubre, et même très dangereuse dans le cas contraire. 6° La cervelle. — Voilà une nourriture bien déchue de sa célébrité. Les anciens avaient pour la cervelle une religion vraiment étonnante. Voulaient-ils guérir de la peur ? c'était la cervelle du lièvre quil fallait manger; étiez vous dépourvu d'esprit, de mémoire? la cervelle du chapon vous donnait l'un et l'autre. C'était un excellent contrepoison et Nicandre l'a chanté. La cervelle de nos jours n'est plus qu'un aliment fade qui a besoin d'être épicé et accommodé à des sauces excitantes pour être digéré facilement. 7° La moelle. — D'après l'analyse que la chimie a faite de la moelle, elle ne diffère guère de la graisse. Elle est fade , et malgré l'exemple d'Achille qui fut nourri avec la moelle des animaux, elle ne jouit plus de ses vertus si préconisées. 8° Les vins doux. — L'élément sucré domine dans ces sortes de vins et ils sont réellement nourrissants. 9° Les mets agréables. — On ne doit jamais manger des mets qui répugnent, ils peuvent faire beaucoup de mal. 10 Les œufs. — Les œufs nourrissent bien, mais ils échauffent beaucoup, lorsqu'on en prolonge l usage. 11. Les figues. — La figue est un fruit très nourrissant. 12. Le raisin nouveau. — Quand le raisin n'est pas mûr il est acide et rafraichissant; mais le raisin mûri convenablement, et

Que le jus des vins doux dans vos verres ruisselle ;
Recherchez les bons mets, et la chair de pourceau,
Et les figues surtout, et le raisin nouveau.

des aliments que l'on doit éviter.

Malade, fuis la chair que le sel assaisonne.

---

propre à donner du vin est réellement capable de procurer de l'embonpoint. Les vendangeurs qui partent du Morvan, pour aller dépouiller les vignes de la Bourgogne de leurs raisins, reviennent dans leurs stériles montagnes, bien plus gras qu'ils n'en étaient partis.

(*) Toutes ces substances sont en effet nuisibles aux malades. Examinons chacune d'elle. 1° La pêche. — La feuille et le fruit du pêcher contiennent le poison le plus subtil que nous connaissions : c'est l'acide hydrocyanique dont une goutte suffit pour foudroyer le chien le plus robuste. 2° La pomme. — Ce fruit cru est froid, difficile à digérer ; l'expérience prouve qu'à l'état de crudité, il ne convient nullement aux malades. 3° Les poires. — La même observation s'applique aux poires. 4° Le lait. — Certains laits sont très lourds et très pesants sur l'estomac, le lait de chèvre est de ce nombre ; aussi l'École qui vient de le préconiser dans la santé, le défend-elle dans la maladie ? 5° Le fromage. — Le vieux fromage est très-échauffant et ne convient nullement aux convalescents. 6° La chair salée. — Il est fort dangereux non seulement pour les malades, mais encore pour celui qui se porte bien, de faire long-tems usage de viandes salées, elles sont très échauffantes et peuvent faire naitre une foule de maladies. 7° Le cerf. — 8° Le lièvre. — Ces viandes noires et très-

Et caro cervina, et leporina, bovina, caprina,

Atrâ hæc bile nocent, suntque infirmis inimica.

de quantitate ciborum. (*)

Pone gulæ metas, ut sit tibi longior ætas;
Ut medicus fatur, parcus de morte levatur.

de potu. (**)

Inter prandendum sit sæpè parùmque bibendum :
Ut minùs ægrotes, non inter fercula potes.

---

animalisées, peuvent être fatales au malade. 9° Le bœuf — il demande un estomac robuste. 10. La chèvre. — La chair du bouc est surtout insupportable : En général la chèvre est mauvaise et indigeste.

(*) Ce n'est point ce qu'on mange qui nourrit, c'est ce qu'on digère. Il est même fort dangereux et fort maladroit de surcharger son estomac d'aliments, parceque cet organe ne pouvant élaborer cette grande quantité de nourriture peut s'enflammer et il peut en résulter une gastrite. Les grands mangeurs sont maigres. Nous avons vu à l'Hotel-Dieu, un garçon d'amphithéâtre, véritable squelette, engloutir plus d'aliments que n'auraient pu en consommer dix hommes, et finir par dévorer les cadavres à la garde desquels il était préposé, sans pouvoir satisfaire son appétit terrible.

Ne mange jamais crus les fruits que l'on te donne.
Fuis la pomme, la poire, et la pêche surtout ;
Le cerf, le bœuf, le lièvre et la chair de haut goût.

de la quantité des aliments.

Veux-tu vivre long-temps ? sois sobre et laisse faire.....
Ton docteur près de toi, périra de misère.

Comme on doit boire.

Etes-vous à diner ? buvez peu, mais souvent :
Le vin, hors des repas, est toujours malfaisant.

(**) En général on ne sait pas boire ; je sais que ce que j'avance ici, va soulever bien des réclamations ; mais que le buveur se rassure, je ne parle point de sa capacité effrayante pour engloutir le liquide ; mon reproche s'adresse à ceux qui ne savent pas, dans leurs festins, mêler les liquides aux aliments, de telle sorte que ces derniers soient convenablement étendus dans les boissons dont ils font usage. En buvant peu et souvent, les aliments se délaient plus facilement, et offrent plus de prise à l'acte de la digestion. En général il faut faire taire la soif entre les repas ; mais quand elle devient un besoin impérieux, il ne faut jamais, pour la satisfaire, boire de vin pur. C'est un mélange d'eau et de vin ou d'eau-de-vie qui convient à celui qui veut se désaltérer.

de aquâ inter prandendum. (*)

Potus aquæ sumptus comedenti incommoda præstat ;
Hinc friget stomachus, crudus et indè cibus.

de ciborum preparatione. (**)

Lixa fovent, sed frixa nocent, assata coercent,

Acria purgant, cruda sed inflant, salsaque siccant.

de generali ciborum condimento. (***)

Salvia, lac, vinum, piper, allia, petrosolinum,
Ex his sit salsa, nec erit comixtio falsa.

(*) Quelques personnes ne peuvent supporter le vin ; je connais une famille entière chez laquelle la moindre quantité de vin
détermine toujours une éruption de boutons. Mais généralement
le vin favorise la digestion, et lorsqu'on en a contracté l'habitude, cette boisson devient indispensable : il faut bien choisir
l'eau dont on fait usage. Voyez, pour les qualités de l'eau,
l'Ecole de Paris.

(**) Notre cuisine actuelle que prise tant la sensualité, n'est
point toujours approuvée par l'hygiène, et si les Apicius élèvent jusqu'aux cieux un bon cuisinier, l'hygiène peut dire de
lui comme la poésie :

Jamais empoisonneur ne sut mieux son métier.

de l'eau dans les repas.

L'eau qu'on boit en dînant n'est jamais salutaire,
Car l'estomac glacé malaisément digère.

de la préparation des aliments.

Tous les bouillons sont bons, tout mets frit ne vaut rien ;
Tout en nous resserrant le rôti nourrit bien.
Les mets sont échauffants quand le sel y foisonne;
L'aliment acre purge, et le cru nous balonne.

de l'assaisonnement des mets.

La sauge, le persil, l'ail, le poivre et le vin
Ne gâtent pas les mets qu'on sert dans un festin.

En général la cuisine fortement épicée en surexcitant les organes digestifs, n'est point réellement salutaire. — Les mets frits ne valent rien parce que l'huile, comme tous les corps gras, est d'une digestion difficile. — Le rôti est le genre de préparation le plus convenable pour rendre les viandes toniques. — L'aliment acre doit être préparé de telle façon que sa saveur soit masquée ou détruite. Il est vrai du reste qu'il est purgatif, comme il est vrai que les crudités donnent des vents.

(***) La Sauge n'est guère employée comme assaisonnement de nos jours. Les anciens n'auraient pas mangé une oie sans la mettre à la sauge. — Le lait sert encore quelquefois de condiment, il est tout à fait innocent. — Le poivre excite fortement et active la digestion, il est excellent pour assaisonner les

de sale. (*)

Vas condimenti præponi debet edenti :

Sal virus refugat, recté insipidumque saporat;

Nam sapit esca male, quæ datur absque sale.

Urunt res salsæ visum, semenque minorant,

Et generant scabiem, pruritum sive rigorem.

de quantitate sumendi alimenti penes anni tempestates. (**)

Temporibus veris modicum prandere juberis,
Sed calor æstatis dapibus nocet immoderatis :
Autumni fructus caveas, ne sint tibi luctus :
De mensâ sume quantumvis tempore brumæ.

———

alimens qui sont fades et peu digestibles. —L'ail favorise aussi
et excite l'appétit. — Le persil par son odeur agréable est un
assaisonnement qu'on ne doit pas négliger.

———

(*) L'École de Salerne énumère ici les vertus et les défauts
du sel. Et d'abord, elle déclare qu'on ne peut se passer de cet
assaisonnement, ce qui est vrai dans notre état de civilisation.
Il est vrai encore que le sel est un contrepoison dans les empoi-
sonnemens produits par le plomb : qu'il donne de la saveur à
certaines sauces qui, sans lui, nous sembleraient insipides. —
Les humoristes ont écrit que le sel ayant une vertu siccative de-
vait nécessairement diminuer les humeurs naturelles de l'économie, tel est probablement le sens dans lequel on doit entendre

du sel.

Ce n'est pas un repas qu'un repas sans salière :
Le sel a des vertus qu'on ne conteste guère,
Il donne la saveur, il combat le poison :
Sans le sel en un mot, un plat n'est jamais bon ;
Mais il nuit à la vue, il engendre la gale ;
L'habitude du sel à l'amour est fatale.

de la quantité de nourriture qu'il faut prendre aux différentes saisons de l'année.

Au Printemps, mange peu ; moins encore en Été ;
Crains le fruit en Automne, il nuit à la santé :
Mais sois moins rigoureux lorsque l'Hiver arrive,
Et mange et fais manger de tout à ton convive.

---

l'hemistiche que le dernier vers de la traduction reproduit imparfaitement : L'abus seul du sel, peut faire craindre l'effet que l'École signale : Il est constaté par l'expérience que les gens qui font trop fréquemment usage de cet assaisonnement, contractent plus facilement des maladies de peau telles que la gale, les dartres etc. Il est deux espèces de sels : le sel gemme et le sel marin ; en général ce dernier est le meilleur.

(**) L'hygiène actuelle n'a point démenti ces préceptes sages que nous a transmis l'école de Salerne. On mange et l'on a besoin de manger d'autant plus que l'atmosphère est plus froide. Pour peu qu'on s'observe soi-même, on voit que l'on consomme beaucoup plus de nourriture en hiver qu'en été ; il est donc plus dangereux et en même tems plus facile d'avoir des

de tempore particulari assumendi alimenti. (*)

Tu nunquam comedas, stomachum nisi noveris esse
Purgatum vacuumque cibo quem sumpseris ante.
Ex desiderio id poteris cognoscere vero :
Hæc sint signa tibi, subtilis in ore diæta.

Quæ fames ingerendum cibum suadent. (**)

Non bibe non sitiens, et non comedas saturatus :

Est sitis atque fames moderata bonum medicamen ;

Si super excedunt important sæpe gravamen.

---

indigestions dans les tems chauds. Il est encore vrai que les fruits de l'automne ne sont point sains, surtout lorsqu'on les prend en trop grande abondance. En général, les fruits sont plus propres à flatter le goût qu'à nourrir ; plus ils sont gélatineux, plus ils sont nourrissants. On doit entendre par fruits de l'automne ceux qui viennent et se mangent à cette saison de l'année ; tels sont les pêches, les prunes, etc.

(*) Il est un précepte que tout le monde devrait suivre, c'est celui de ne manger que lorsque la faim se fait sentir : on conçoit facilement que la digestion est troublée lorsqu'on ingère dans l'estomac des aliments qui rencontrent ceux qui n'ont pas encore été élaborés par cet organe. L'École de Salerne veut que pour reconnaître si vous avez réellement faim, vous essayez de mettre quelques parcelles de nourriture dans votre bouche ; quand la faim suit cette expérience,

du tems convenable pour prendre la nourriture.

N'allez point vous gorger d'alimens superflus.
Quand l'estomac est plein, ne le fatiguez plus;
Il faut pour bien manger que l'appétit l'ordonne,
Tout aliment est bon quand la faim l'assaisonne.

Quelle faim doit engager à manger.

Celui qui boit sans soif et qui mange sans faim,
De lui-même bientôt deviendra l'assassin ;
Un peu de faim, de soif, n'est pas toujours nuisible :
L'excès de l'une et l'autre est un excès terrible.

---

dit-elle, vous avez réellement besoin de manger. Le précepte est un peu puéril et d'une application souvent difficile.

(*) Ces vers sont le développement de ceux qui précèdent. Les mets les meilleurs sont fades si l'appétit ne vient les assaisonner. On sait l'histoire de ce roi des Perses qui s'étant fait préparer le fameux *brouet* des Lacédémoniens, n'y trouva point la saveur qu'il avait entendu vanter. Il lui manque la meilleure des sauces, fit observer le cuisinier, c'est l'appetit.—Il est peut-être encore plus fatal de boire sans soif. Bien des gens, surtout parmi les ouvriers, ont la funeste habitude de prendre de l'eau-de-vie à jeun. Cette coutume funeste engendre des cancers à l'estomac. — Il est relativement à la faim une erreur populaire trop généralement repandue pour qu'on ne cherche pas à la combattre. On s'imagine que l'on peut d'autant mieux endurer la faim qu'on est plus robuste : C'est le contraire qu'il

de cœnâ. (')

Ex magnâ cœnâ stomacho fit maxima pœna :
Ut sis nocte levis sit tibi cœna brevis ;
Cœna brevis vel cœna levis fit rarò molesta ;
Magna nocet, medicina docet, res est manifesta.

de bellariis. ('')

Post pisces nux sit, post carnes caseus adsit ;
Unica nux prodest, nocet altera, tertia mors est.

---

faut croire. Un homme vigoureux succombe vite à la faim , une organisation délicate peut endurer long-tems une abstinence complète ; c'est l'histoire du chêne et du roseau, ou celle d'Ugolin et de ses enfants dans le Dante. Dans toutes les circonstances, l'excès de la faim et de la soif est très fatal.

(') Parmi nous le dîner est le repas le plus copieux , le déjeuner cependant devrait être, surtout dans la classe ouvrière, le repas le plus abondant. Avicenne conseillait de prendre à déjeuner, les deux-tiers des aliments qui devaient être consommés dans le jour ; il recommandait même de ne point négliger de se donner de l'exercice après l'autre tiers, c'est-à-dire après le dîner. Il est constant qu'on digère mieux pendant le jour, alors que toutes les forces digestives sont en activité. Les gens de lettres, les personnes qui exercent plus leurs facultés intellectuelles que leurs forces corporelles, doivent plutôt bien manger au dîner, pourvu toutefois, qu'ils ne se mettent point à travailler après l'ingestion des alimens. Cette habitude est des plus funestes, elle nuit à la santé, et au mérite de leurs productions intellectuelles ; la digestion en effet veut un esprit

du diner.

Qui dîne peu, dort bien. Les repas copieux
Surchargent l'estomac, sont souvent dangereux ;
Un modeste dîner ne fut jamais funeste ;
On meurt de trop manger, l'histoire nous l'atteste.

du dessert.

Après des plats de chair le fromage est fort bon ;
Que l'on mange des noix, mais après le poisson.

---

tranquille et le génie qui crée, ne peut être distrait par la digestion qui s'effectue. Le nombre de fois que l'on prend des aliments ne peut être déterminé. Les personnes délicates doivent manger peu et souvent : des hommes robustes ne font qu'un repas et ne s'en trouvent pas mal. Du reste, il paraît que de tout tems l'usage de manger deux fois le jour a prévalu, puis-qu'Homère parle de ces deux repas sous le nom de *deipnon* et de *dorpon*.

(**) J'avoue ici que la traduction n'est point fidèle, mais les préceptes m'ont semblé si étranges que je n'ai point tenu à l'exactitude. Peut-être cependant que le fromage en favorisant la digestion n'est point déplacé comme dessert après la viande. — Quant aux noix que l'École conseille après le poisson, les raisons que les commentateurs donnent sont si contradictoires que je ne pense pas devoir y attacher une grande importance. Le dernier vers que je n'ai pas traduit, a besoin de commentaires pour être compris, il n'a du reste aucune importance hygiénique.

De ordine in cibis servando. (*)

Ut vites pœnam, de potibus incipe cœnam.

De conservanda consuetudine in cibis. (**)

Omnibus assuetam jubeo servare diætam,
Quod sic esse probo, ni sit mutare necesse,
Hyppocrates testis, quoniam sequitur mala pestis;
Fortior est metâ medicinæ certa diæta ,
Quam si non cures fatuè regis et malè cures.

(*) Les traducteurs ne sont point d'accord sur le sens de ces vers. Les uns veulent que *de potibus* signifie boissson , et par conséquent ils prétendent qu'il faut boire en se mettant à table : les autres, et nous avons adopté ce sens, pensent que l'on doit entendre par cette expression *potibus* , le potage qui est un aliment semiliquide. Ce qui nous fait pencher pour ce sens, c'est que, outre la sagesse du conseil dans ce dernier cas, l'expression *potus* pour signifier *potage* est employée par Hippocrate ou plutôt par ses traducteurs lorsqu'ils lui font dire : *Facilius est impleri potu quam cibis :* Du reste , généralement c'est ainsi que l'on commence les repas, et l'usage est ici d'accord avec l'hygiène.

---

de l'ordre du repas.

Un dîner, quel qu'il soit, s'ouvre par le potage.

de l'habitude dans les repas.

Qu'on soit, dans ses repas, esclave de l'usage ;
A-t-on quelqu'habitude, il faut la ménager,
La nécessité seule en peut faire changer.
L'emploi bien ordonné des mets que l'on préfère,
Plus que la médecine, au monde est nécessaire.
Hyppocrate l'a dit : Qui soigne ses repas,
Conserve sa santé, recule le trépas.

(**) L'habitude, a-t-on dit, est une seconde nature : cet axiôme est surtout vrai en hygiène. On ne peut, sans danger
pour la santé, changer brusquement ses habitudes, fussent-elles
mauvaises ; avec des ménagemens et l'habitude on peut accoutumer l'économie à ne point être incommodée des substances
les plus vénéneuses. Le Carthaginois Magon, l'Argien Andros
s'étaient accoutumés à ne pas boire. Un Athénien en augmen-
tant successivement la dose de ciguë, avait fini par prendre
impunément des quantités effrayantes de cette substance toxique.
Qui ne connaît l'histoire de Mithridate ? Ce n'est point à dire
qu'il ne faille point changer des habitudes pernicieuses;
seulement il faut le faire avec prudence.

3

de pane. (*)

Panis nec calidus, nec sit nimis inveteratus,
Non bis decoctus, non in sartagine frixus ;
Sed fermentatusque, oculatusque, ac benè coctus,
Et salsus modicè, et frugibus validis electus ;
Non comedas crustam, choleram quia gignit adustam ;
Et panis salsus, fermentatus, benè coctus,
Purus sit sanus, non talis sit tibi vanus.

de pisis et fabis. (**)

Pisum laudandum nunc sumpsimus ac reprobandum.
Est inflativum cum pellibus atque nocivum,

(*) Le pain est le premier et le plus utile des aliments ;
c'est par conséquent celui pour le choix duquel on doit être le
plus difficile. Le pain de froment est le meilleur, il est le plus
sain et le plus agréable au goût. Le pain de seigle ne nourrit
pas autant que celui de froment ; un mélange de froment et de
seigle donne un pain fort agréable et très rafraichissant. Le pain
d'orge est peu nourrissant : celui d'avoine l'est beaucoup, mais
il est très pesant. Le pain de sarrasin et de blé de Turquie est
indigeste et nourrit peu. De quelque grain que le pain soit fait,
il ne faut pas le manger au sortir du four : les accidents les
plus déplorables sont la suite de cette imprudence. En général le
pain rassis est plus sain que le pain frais. Quand il est trop vieux
il devient dur et d'une digestion difficile. C'est un point essentiel
que le pain soit bien fermenté ; il acquiert par ce phénomène,
des qualités nutritives et bienfaisantes qu'il est loin d'avoir s'il
n'a pas subi la fermentation. Dans plusieurs contrées du monde
on sale le pain ; ce n'est point une mauvaise habitude, pourvu

du Pain.

Fuyez le pain trop vieux, comme le pain trop tendre ;
Ne le mangez pas frit, ni brûlé sous la cendre.
Mais qu'il soit rempli d'œils, bien cuit, bien fermenté ;
Que toujours on le sale avec sobriété :
Dans le choix d'un bon grain que l'on soit difficile ;
La croûte est insalubre, elle engendre la bile.

des pois et des fèves.

Je vais faire l'éloge et le blâme des pois,
Avec leur enveloppe, ils sont venteux par fois ;

---

toutefois, qu'on ne le sale point immodérément. Des médecins ont écrit que le pain non salé pouvait engendrer des calculs ; je ne sache pas qu'il y ait plus de calculeux en France, que dans les pays où l'on sale le pain. Moreau, cependant, a écrit : *Non possum laudare panem lutetianum, qui sine sale paratur, crediderim calculorum generationem, quibus obnoxii sunt Parisienses, hanc præcipuam habere causam.* L'École de Salerne nous défend de manger la croûte du pain ; c'est un précepte sur lequel on ne doit pas être trop rigoureux ; je conseille même, de la donner aux malades, de préférence à la mie, qui est plus lourde.

(**) J'ouvre ici le dictionnaire des aliments, et je vois que, relativement aux pois, la médecine actuelle est d'accord avec celle de Salerne. La gousse du pois est fort indigeste ; mais la purée est un aliment très sain, cependant il ne faut pas en

Pellibus ablatis sunt bona pisa satis ;
Manducare fabam caveas , parit illa podagram.

de oleribus in genere. (')

Jus olerum cicerumque bonum, substantia prava.

de buglossâ. (**)

Vinum potatum quo sit macerata buglossa
Mœrorem cerebri dicunt auferre periti ;
Fertur convivas decoctio reddere lœtos.

de borragine. (***)

Dicit borrago : gaudia semper ago.
Cardiacos aufert borrago, gaudia confert.

de malvâ. (****)

Dixerunt malvam veteres quod molliat alvum ;

---

prendre de grandes quantités. On peut employer les pois écra-
sés, en cataplasmes. Quant à la fève que l'École proscrit, je ne
pense pas qu'elle ait une vertu spéciale pour produire la goutte,
mais je la regarde comme un légume très indigeste.

(*) Cet aphorisme est vrai. La substance ou plutôt le corps
des légumes, étant la plupart du temps ligneux, est dur et
coriace. Aussi la meilleure manière de se nourrir des légumes
est-elle de les prendre en infusion ou en décoction. L'eau se
charge alors des principes nutritifs de la plante , et le ligneux
toujours indigeste, ne va point fatiguer inutilement l'estomac.

Mais sans elle ils sont bons. Que le gourmand redoute
De se nourrir de fève, elle engendre la goutte.

des légumes en général.

Tout légume est mauvais, mais le suc en est bon.

de la buglosse.

La Buglosse rend gai, prise en décoction ;
Dans le vin macérée, elle agit davantage,
On ne peut être triste en prenant ce breuvage.

de la bourrache.

La bourrache peut dire, et c'est la vérité :
Je soulage le cœur, j'enfante la gaîté.

de la mauve.

La mauve est un calmant, et sa racine active

(**) Cette plante de la famille des Boraginées, contient du nitrate de potasse. Si le vin où l'on a fait macérer ce végétal rend gai, il est probable que c'est par le véhicule, et non par la plante, que cet effet est produit.

(***) La bourrache n'a pas plus que la précédente, la propriété d'exciter par elle-même la gaîté ; c'est un sudorifique employé avec succès dans les maladies cutanées.

(****) Le nom latin *Malva*, comme le dit le premier vers, est tiré de sa propriété de relâcher le ventre, *quod molliat alvum.* Cette vertu n'est point douteuse ; le mucilage qu'elle contient

Hujus radices rasæ solvunt tibi fæces ;
Vulvam moverunt et fluxum sæpè dederunt.

de rapis. (*)

Rapa juvat stomachum, novit producere ventum,
Provocat urinam, præstatque in dente ruinam ;
Si malè cocta datur, tibi torsio sic generatur.

de caule. (**)

Jus caulis solvit, cujus substantia stringit :
Utraque quando datur, venter laxare paratur.

---

est très adoucissant, aussi Martial la recommande-t-il dans ses épigrammes :

Utere lactutis, et mollibus utere malvis.

Mais il n'est point démontré que la mauve provoque les règles ; l'absinthe, la mélisse, sont des emménagogues plus certains.

———

(*) La rave était un aliment fort usité chez les anciens. On sait que Curius Dentatus mangeait des raves lorsqu'on vint le saluer dictateur. Martial en fait manger dans le ciel à Romulus :

Hæc tibi brumali gaudentia frigore rapa
Quæ damus, in cœlo Romulus esse solet.

Nicandre donne des préceptes pour les recueillir. Comme Martial, Pline vante celles qui ont été exposées au froid : *frigore dulciora rapa existimantur.*

Les règles chez la femme ; elle est très laxative.

des raves.

La rave est stomachique ; elle engendre des vents,
Elle est diurétique, et fait gâter les dents ;
On ressent des douleurs, quand on la prend mal cuite.

du chou.

Une double action par les choux est produite ;
Les choux sont astringents, et leur suc laxatif :
Mangez la soupe aux choux, c'est un doux purgatif.

La rave ou plutôt le navet, car c'est probablement cette
plante dont il est ici question, n'est point un aliment malsain.
Elle contient beaucoup de sucre, mais le ligneux qu'elle recèle est très indigeste. — Gâte-t-elle les dents, comme le dit
l'École ? je n'en crois rien. Mais il est constant qu'elle peut
donner des coliques fort dangereuses, à ceux qui la mangent
sans la faire cuire.

(**) Ce végétal ne convient guère qu'aux santés robustes,
qu'aux estomacs de campagne. Les personnes convalescentes
ou délicates doivent s'en abstenir. On doit les épicer pour aider
leur digestion. Cette distinction entre le chou lui-même, et le
suc de la plante auquel les Salernitains donnent une vertu
différente, n'est point une distinction futile : l'expérience l'a
démontré : le premier bouillon donné par les choux, est
purgatif, tandis que si on les fait bouillir plusieurs fois dans
une eau différente, la dernière décoction est astringente.

de cherefolio. (*)

Appositum cancris tritum cum melle medetur,
Cum vino potum lateris sedare dolorem
Sæpè solet. Tritam si nectis desuper herbam,
Sæpè solet vomitum ventremque tenere solutum.

de pastinacà. (**)

Quod pastum tribuat est pastinaca vocata ;
Attamen illa parùm nutrit, quia non subacuta,
Confortat coitum, non est ad menstrua muta.

de absinthio. (***)

Nausea non poterit quemquam vexare marina,
Antea commixtam vino qui sumpserit illam.
Confortat nervos et causas pectoris omnes,
Serpentes nidore fugat, bibitumque venenum.

(*) Voilà bien des vertus attribuées au cerfeuil : 1° D'abord, il guérit le chancre. Ceci n'est point exact. Un chancre bien prononcé, n'est guère curable que par l'ablation de la partie qui en est le siége ; encore l'opération ne réussit-elle pas toujours. 2° Il soulage les douleurs de côté. Le cerfeuil, en effet, dissipe les vents, et par conséquent, peut être utile dans les douleurs qui sont dues à cette cause. 3° Il arrête le vomissement et le cours de ventre. Cette remarque a été confirmée par les modernes. Comme cette plante contient une huile essentielle très volatile, on doit toujours la préparer par infusion, c'est-à-dire en versant de l'eau bouillante sur la plante.

du cerfeuil.

Veut-on guérir un chancre ? il faut qu'on y rassemble
Du miel et du cerfeuil qu'on a pilés ensemble ;
Il calme, avec le vin, les douleurs de côté,
Et le vomissement est souvent arrêté.

du panais.

Il est, malgré son nom, peu riche en nourriture ;
Il provoque les mois, il pousse à la luxure.

de l'absinthe.

Il ne vomira point le novice marin
Qui boit, en s'embarquant, l'absinthe dans son vin.
L'absinthe fortifie, et son odeur infecte
Écarte les serpens et fait mourir l'insecte.
A-t-on des tintemens d'oreille ? il faut soudain

(**) L'odeur et le gout des panais sont agréables. On les divise en deux espèces ; l'une cultivée et l'autre sauvage. La première est meilleure à manger, l'autre est plus ligneuse et par conséquent plus malsaine. En général, les panais conviennent aux tempéraments froids. Ils sont très bons dans un potage.

(***) Cette plante médicinale rend des services fort importants. Je ne parlerai point de la vertu que les anciens lui attribuaient d'empêcher le mal de mer, cette propriété n'est point constatée ; mais ce qui est bien démontré par l'expérience, c'est que cette plante fait couler les règles chez la femme ; qu'elle agit sur les

Auris depellit sonitum cum felle bovino.

de abrotono. (*)

Abrotono crudo stomachi purgabitur humor.

de siclà. (**)

Sicla parum nutrit, ventrem constipat et urget.

de scabiosà. (***)

Urbanus per se nescit pretium scabiosæ :

Confortat pectus quod deprimit ægra senectus,

Lenit pulmonem, tollit laterumque dolorem.

Vino potatur, virus sic evacuatur.

---

nerfs d'une manière avantageuse, et que l'odeur qu'elle répand, est fort utile pour écarter les insectes, dont on veut préserver un objet précieux. Je pense, toutefois, que l'absinthe ne suffirait point pour guérir une morsure de serpents. Est-on mordu par une vipère ? le meilleur moyen est la cautérisation immédiate, ou bien l'application d'hydrochlorate d'ammoniaque sur la plaie. Si c'est une couleuvre qui vous a mordu, la blessure n'est point dangereuse : et dans ce cas une infusion d'absinthe peut être, en effet, très avantageuse, en agissant comme sudorifique.

(*) Le nom grec de cette plante *abrotonon abroton*, c'est-

La boire avec du fiel; le remède est certain.

de l'auronne.

Au sein de l'estomac si trop d'humeur afflue,
Pour vous en délivrer prenez l'auronne crue.

de la bette.

Cette plante relâche; elle constipe encor.

de la scabieuse.

L'utile scabieuse est pour nous un trésor :
Elle rend la vigueur à la faible poitrine,
Préserve de la toux la vieillesse chagrine,
Enlève les douleurs. C'est un contre-poison,
Lorsque mêlée au vin elle sert de boisson.

à-dire qui *empêche de vivre*, indique assez que c'est un poison. L'auronne n'est plus employée de nos jours, pas même en médecine.

(**) Ces propriétés si différentes que l'École donne à la bette, dépendent de la partie dont on se sert. Le corps de la bette est ligneux et constipe, tandisque le suc est purgatif.

(**) Une infusion de scabieuse a quelquefois calmé la toux. Elle favorise l'expectoration chez les vieillards. Elle est sudorifique et par conséquent peut calmer les douleurs.

---

de chelidoniâ. (*)

Cæcatis pullis hac lumina mater hirundo,
Plinius ut scripsit, quamvis sint eruta reddit.

de hyssopo. (**)

Hyssopus purgans herba est è pectore phlegma,
Ad pulmonis opus, cum melle coquenda jugata,
Vultibus eximium fertur præstare colorem.

de menthâ. (***)

Mentitur mentha si sit depellere lenta
Ventris lumbricos, sthomachi vermesque nocivos.

de marathro (****)

Bis duo dat marathrum, febres fugat atque venenum,
Expurgat sthomachum, lumen quoque reddit acutum,

(*) Ce que l'École de Salerne dit là de l'Éclaire, est une véritable fable ; il est vrai qu'elle le dit d'après Pline, mais l'autorité de Pline ne peut justifier l'extravagance du précepte.

———

(**) L'hysoppe a peu des vertus que lui donne ici l'École de Salerne. Une infusion de cette plante est cependant expectorante.

———

(***) Cette plante de la famille des Labiées est rangée par les pharmacologues, au nombre des excitants généraux. Sa saveur

de l'éclaire.

Cette plante, dit Pline, et la chose est peu crue,
Des oiseaux aveuglés peut refaire la vue.

de l'hysoppe.

L'hysoppe débarrasse, adoucit le poumon,
Et fait expectorer. Avec le miel, dit-on,
Elle donne au visage une fraicheur aimable.

de la menthe.

La menthe a sur les vers un effet remarquable ;
Les vers de l'estomac et ceux de l'intestin,
Par ce médicament sont expulsés soudain.

du fenouil.

Cette plante superbe a des vertus nombreuses,
Dissipe le poison, les fièvres dangereuses,

---

forte, mais agréable, est très utile contre les vers. C'est surtout dans les coliques venteuses, et dans les affections nerveuses, que son usage est préconisé. La menthe est aussi regardée par plusieurs praticiens, comme anti-laiteuse. L'eau distillée de menthe fait aussi partie de certaines potions calmantes. Les anciens la regardaient comme un puissant excitant de l'amour.

(***) Voilà une plante dont l'utilité ne peut-être contestée. Comme l'anis dont la famille lui est commune, elle est sudorifique, et excite les menstrues chez la femme. La vapeur de son infusion dirigée sur un œil malade, fortifie réelle-

Urinare facit, ventris flatusque repellit,
Semen fœniculi pellit spiracula culi.

de pulegia. (*)

Cum vino choleram nigram potata repellit,
Appositam veterem dicunt sedare podagram.

de rutâ. (**)

Nobilis est ruta quia lumina reddit acuta ;
Auxilio rutæ, vir lippe, videbis acutè.
Cruda comesta recens oculos caligine purgat.
Ruta viris minuit venerem, mulieribus addit.
Ruta facit castum, dat lumen, et ingerit astum.
Cocta facit ruta de pulicibus loca tuta.

---

ment la vue. Avez-vous des aigreurs d'estomac ? des coliques
venteuses ? Le fenouil vous rendra des services signalés ; dans
cette circonstance, c'est en infusion qu'il faut le prendre.

(*) Cette plante a une odeur aromatique, une saveur acre et
un peu brûlante, elle agit sur l'estomac d'une manière favora-

Elle chasse les vers, rend les yeux clairvoyants;
Elle fait uriner, et dissipe les vents.

du pouliot.

Il attaque la bile, il la dissipe toute;
Appliqué sur un membre il peut guérir la goutte.

de la rue.

Elle est noble la rue, elle a droit à nos chants :
D'abord ce végétal rend les yeux plus perçants ;
Homme qui n'y vois plus, il faut prendre la rue :
Tu pourras à l'instant récupérer la vue;
Elle excite la femme, elle allume ses feux ;
Mais sur l'homme elle éteint les desirs amoureux.
Elle rend sage, adroit, nous donne de l'astuce.
Du sein d'une maison veut-on chasser la puce?
Faites cuire la rue, et l'insecte à l'instant
De s'éloigner des lieux où l'odeur se repand.

---

ble. Quant à la vertu qu'on lui attribue de guérir la goutte, cette propriété est fort douteuse.

(**) Ce végétal est bien déchu de sa gloire antique; de toutes les vertus que lui assigne l'École de Salerne, la seule qui ne lui soit pas contestée, c'est son action sur la femme, dont elle peut provoquer les règles. En effet, la rue excite les organes sexuels; son odeur forte et désagréable, peut aussi écarter et faire mourir les insectes.

---

de salviâ. (*)

Cur moriatur homo cui salvia crescit in horto ?
Contrà vim mortis non est medicamen in hortis.
Salvia confortat nervos, manuumque tremorem
   Tollit, et ejus ope febris acuta fugit.
Salvia, castoreumque, lavendula, primula veris,
Nasturt : athanas : hæc sanant paralitica membra.
Salvia salvatrix, naturæ conciliatrix.

de nasturtio. (**)

Illius succus crines retinere fluentes
Illitus asseritur, dentisque levare dolores ;
Lichenas succus purgat cum melle perunctus.

de enulâ campanâ. (***)

Enula campana reddit præcordia sana ;
Cum succo rutæ, succus si sumitur ejus

(*) La sauge a les mêmes propriétés que la menthe. Comme
elle c'est un excitant général. Les anciens en faisaient un grand
usage.

(*) On doit ranger le cresson parmi tous ces médicaments
proposés si impudemment par le charlatanisme pour faire
croître les cheveux : Malgré la renommée des pommades d'ours
et de chameau, malgré la célébrité de celle du lion , on n'a pas
encore trouvé de procédé capable de rendre des cheveux à la tête
qui en est dégarnie ; mais en revanche on a trouvé le moyen de
faire bien des dupes. Le cresson n'a pas plus de vertus que

de la sauge.

Si contre le trépas, il était un remède,
La sauge en guérirait celui qui la possède;
En les fortifiant sur les nerfs elle agit;
Si vous tremblez des mains, la sauge vous guérit.
Sauge, castoreum, lavande, tanaisie,
Voilà ce qui guérit de la paralysie.

du cresson.

Son suc peut arrêter la chûte des cheveux.
Par lui le mal de dents est bien moins douloureux.
Avez-vous quelque dartre, aux membres, au visage?
La dartre disparaît si l'on en fait usage.

de l'aulnée.

Sur l'estomac, l'aulnée agit heureusement.
Qu'on ajoute la rue à l'aulnée, on prétend

---

toutes ces pommades. — Je ne vois guère comment il peut calmer les douleurs de dents. — Quant à son action sur les dartres, elle est réelle. Le cresson est très tonique; on le met en usage dans toutes les maladies chroniques, où l'on a besoin de donner du ton à l'économie, et l'on conçoit qu'en modifiant le sang, il puisse avoir une influence favorable sur les dartres, qui ne tiennent souvent qu'à l'acreté du fluide sanguin.

(**) L'aulnée est une plante amère et aromatique. Elle peut en effet aider la digestion, mais son mélange avec la rue n'est

Affirmant ruptis quod profit potio talis.

de cæpis. (*)

De cœpis medici non consentire videntur :
Fellitis non esse bonas ait ipse Galenus,
Phlegmaticis verò multum putat esse salubres.
Non modicum sanas Asclepius asserit illas,
Præsertim stomacho, pulchrumque creare colorem.
Contritis cæpis loca denudata capillis
Sæpè fricans, capillis poteris reparare decorem.

de porro. (**)

Reddit fœcundas mansum persæpè puellas :
Manantemque potest naris retinere cruorem,

---

pas aussi efficace que le disent les Salernitains. Cependant si
la descente était occasionnée par une anse d'intestin remplie de
gaz, il est possible qu'en dissipant ces gaz, l'aulnée puisse
réellement être avantageuse dans cette occasion.

(*) Cette plante potagère de la famille des Alliacées, contient
un suc acide qui jaillit du bulbe lorsqu'on le coupe, et fait
pleurer en portant son action sur la membrane muqueuse des
paupières. Cette action est quelquefois salutaire à la vue, aussi
Hyppocrate dit-il que l'ognon est bon pour les yeux. Ce tubercule contient beaucoup de mucilage. Il est diurétique et

Qu'avec un tel breuvage on guérit les descentes.

des ognons.

Les vertus de l'ognon ne sont pas très constantes ;
On n'est pas bien d'accord ; Gallien les défend
A ceux chez qui la bile afflue abondamment.
Est-on pituiteux ? il assure au contraire,
Que, dans ces cas surtout, l'ognon est salutaire.
Asclepiade dit que ce légume est bon,
Qu'il guérit l'estomac, qu'il lui donne du ton,
Qu'il procure un beau teint à ceux qui s'en nourrissent ;
Il veut, qu'en s'en frottant, les cheveux épaississent.

du porreau.

Cette plante guérit de la stérilité.
A l'aide du porreau que le nez soit frotté

---

vermifuge ; c'est en général un bon aliment, mais tout le monde
ne l'aime pas. Jamais on ne doit prendre un aliment à contre-
cœur, et c'est une contrainte des plus fatales que celle qu'on
exerce sur les enfans qu'on veut forcer à prendre ce qu'ils n'aiment point sous prétexte qu'on doit les accoutumer à manger
de tout : c'est au contraire un moyen de les dégouter de tout.

(**) Malgré l'autorité d'Hyppocrate, je ne pense pas que
le porreau soit capable de rendre une femme féconde. —
Quant au saignement de nez que cette plante arrête, l'effet est
certain. On conçoit bien du reste, que le suc acide du porreau
puisse exercer une action astringente sur la membrane muqueuse

Ungas si nares intus medicamine tali.

de urticâ. (*)

Ægris dat somnum, vomitum quoque tollit et esum
Illius semen cholicis cum melle medetur;
Et tussim veterem curat, si sæpè bibatur.
Pellit pulmonis frigus, ventrisque tumorem,
Omnibus et morbis ea subvenit articulorum.

de silerè montano. (**)

Siler montanum non sit tibi sumere vanum,
Dat lumen clarum, quamvis gustu sit amarum;
Lumbricosque necat, digestivamque reportat.

de spinachiis. (***)

De cholerâ læso spinachia convenit ori,
Et stomachis calidis ejus valet esus amari.

---

qui est le siége de l'hémorragie, et par conséquent, arrêter le sang. Le porreau est une plante mucilagineuse jouissant des mêmes propriétés que l'ognon.

———

(*) D'après les recherches modernes de la chimie, l'ortie contient un suc narcotique qui peut réellement avoir quelque influence heureuse sur les maladies que lui fait guérir l'École de Salerne; cependant comme il est dans l'arsénal de la médecine beaucoup d'autres substances qui jouissent à un plus haut dégré de cette propriété calmante, on ne se sert plus guère de l'ortie.

———

Soudain l'on voit du nez cesser l'hemorrhagie.

de l'ortie.

Malades, pour dormir il faut prendre l'ortie;
Qu'on la mélange au miel, qu'on la boive... à l'instant,
Elle arrête la toux et le vomissement,
Réchauffe le poumon, appaise la colique,
Calme et souvent guérit la douleur arthritique.

de la livèche.

Elle éclaircit la vue, elle chasse le ver,
Active l'appétit, malgré son goût amer.

des épinards.

Avez-vous trop de bile? Usez de cette plante;
Pour les estomacs chauds, elle est rafraichissante.

(**) Toute cette plante répand une odeur forte et aromatique.
Elle est diurétique; la mousse de Corse, la magnésie ont fait
rejeter son emploi comme vermifuge et stomachique, parceque
ces premières substances sont plus actives. Quant à la vertu
qu'on lui prête d'éclaircir la vue, elle est bien douteuse.

(***) On appelle vulgairement les épinards *le balai de l'estomac*. Les épinards se digèrent facilement, passent vite et tiennent le ventre libre; ils conviennent particulièrement à ceux
qui sont échauffés. Ils contiennent une matière colorante verte
que l'action digestive ne peut altérer, aussi sortent-ils souvent
de l'intestin avec leur couleur primitive.

---

de salice. (*)

Auribus infusus vermes succus necat ejus,
Cortex verrucas in aceto cocta resolvit;
Hujus flos sumptus in aquâ frigescere cogit
Instinctus veneris cunctos acres stimulantes;
Et sic desiccat, ut nulla creatio fiat.

DE FLORIBUS.

de viola. (**)

Crapula discutitur, capitis dolor atque gravedo.
Purpuream violam dicunt curare caducos.

de sambuco. (***)

Sambuci flores sambuco sunt meliores,
    Nam sambucus olet, flos redolere solet.

de croco. (****)

Confortare crocus narratur lætificando;
Et partes laxas firmare, hepar reparando.

(*) Toutes ces vertus que l'antiquité attribuait au saule ne sont guère constantes. Le saule est un arbre dont on a extrait *la salicine*, qui est un bon fébrifuge.

(**) La violette est un sudorifique; le texte dit qu'elle peut dissiper la migraine, l'ivresse et l'épilepsie. Ce n'est point un remède bien certain. Quelques maux de tête cependant cèdent à une infusion de violette.

du saule.

Le suc qu'on en extrait dans l'oreille introduit,
S'il existe des vers, aussitôt les détruit.
Dans le vinaigre blanc son écorce étendue
Attaque, nous dit-on, et détruit la verrue;
Sa fleur éteint l'amour, elle est réfrigérante,
Rend l'homme sans desirs et la femme impuissante.

DES FLEURS.

de la violette.

Elle est contre l'ivresse un remède assez bon,
Et dans l'épilepsie elle convient, dit-on.

du sureau.

Dans l'emploi du sureau la fleur est préférable:
Le sureau sent mauvais, la fleur est agréable.

du safran.

Le safran fortifie, et l'effet est certain;
Il agit sur le foie, il chasse le chagrin.

(***) Les fleurs de sureau sont employées comme sudorifiques surtout chez les enfans.

(****) Le safran est employé actuellement pour provoquer les règles. Il faut avoir soin de faire prendre l'infusion très chaude.

----

de sinapi. (*)

Est modicum granum, calidum siccumque sinapi,
Dat lacrymas, purgatque caput, tollitque venenum.

de aniso. (**)

Emendat visum, stomachum confortat anisum,
Copia dulcoris anisi fit melioris.

de anetho et coriandro. (***)

Anethum ventos prohibet, minuitque tumores,
Ventres repletos pravis facit esse minores.

Confortat stomachum, ventum removet coriandrum.

DE FRUCTIBUS. (****)

Autumni fructus caveas ne sint tibi luctus,

(*) La moutarde est en effet fort échauffante ; elle aide la digestion, lorsque l'estomac est chargé d'alimens grossiers. Quand on en prend abondamment, elle fait en, effet, pleurer par l'irritation qu'elle produit sur la membrane muqueuse de la langue. Je sais que Siméon Seth a préconisé la moutarde dans les maux de tête ; mais on ne doit guère s'y fier ; pas plus qu'à sa vertu anti-vénéneuse ; pas plus qu'aux guérisons miraculeuses opérées par la moutarde blanche.

———

(**) Les médecins Grecs recommandaient des topiques d'anis dans les ophtalmies: on ne les emploie plus.—Comme assaison.

de la moutarde.

Ce grain sec, échauffant, calme les maux de tête,
Fait pleurer, et combat le poison qu'il arrête.

de l'anis.

La vue et l'estomac par lui sont affermis.
L'anis le plus suave est le meilleur anis.

de l'aneth et de la coriandre.

L'aneth chasse les vents, les empêche de naître ;
On voit, grâce à l'aneth, les tumeurs disparaître.
La coriandre aussi peut expulser les vents,
Elle a sur l'estomac des effets bienfaisants.

DES FRUITS.

Ne mangez pas les fruits de l'Automne nouvelle ;

---

nement, l'anis a joué autrefois un grand rôle dans l'art culinaire.
Pline et Dioscoride le recommandent. L'anis distillé donne
l'Anisette de Bordeaux. Les Chinois mâchent cette substance
après leur repas, pour favoriser la digestion. L'anis dissipe les
vents.

———

(***) L'aneth a les mêmes propriétés que l'anis. C'est une plante
de la même famille. — La coriandre est beaucoup plus échauffante et ne convient que comme assaisonnement.

———

(****) Les fruits ont des propriétés différentes. Les fruits acides
sont rafraichissants, les fruits sucrés sont nourrissants ; tous les

De mensâ sume quantumvis tempore brumæ.

de cerasis. (')

Cerasa si comedas, faciunt tibi grandia dona ;
Expurgant stomachum , nucleus lapidem tibi tollit :
Hinc melior toto corpore sanguis inest.

de prunis. ('')

Frigida sunt, laxant, multum prosunt tibi pruna.

de pyris. (''')

Adde pyro potum ; nux est medicina veneno.
Fert pyra nostra pyrus, sine vino sunt pyra virus ;
Si pyra sunt virus, fit maledicta pyrus ;
Dum coquis, antidotum pyra sunt, sed cruda venenum.

---

fruits de la famille des cucurbitacées, les melons , les potirons,
sont froids et difficiles à digérer. Les fruits sont toujours plus
sains en hiver, et l'on peut réellement moins craindre d'en
abuser dans cette saison.

(') Les cerises sont à juste titre recommandées par l'École de
Salerne ; il y en a de deux sortes, les acides et les sucrées. Les
cerises acides sont préférables, elles sont diurétiques.

('') Rien n'a démenti ce que l'École dit des prunes. Les

L'hiver, mangez tous ceux que le fruitier recèle.

des cerises.

Ils sont récompensés, ceux qui mangent ce fruit.
Avez-vous un calcul? son noyau le détruit.
Ce fruit est laxatif, et le suc qu'il recèle
Donne à tout notre sang une fraicheur nouvelle.

des prunes.

La prune est froide, purge , a beaucoup de vertus.

des poires.

Buvez après la poire, et soyez convaincus
Que la poire sans vin est un manger funeste.
Si la poire fait mal, il faut qu'on la déteste.
Mais si la poire crue est un fatal poison ;
La poire qu'on fait cuire est un contre-poison.

---

pruneaux qui ne sont que des prunes sèches conviennent pour entretenir la liberté du ventre.

———

(***) Les subtilités de l'École à l'égard des poires, des pommes et des noix, ne doivent guère inquiéter les consommateurs. Les fruits cuits sont moins indigestes que les crus; il est bon de boire après la poire et la pomme : Voilà tout ce qu'on doit retenir des préceptes que l'École nous donne à cette occasion.

———

de persicis, racemis. (*)

Persica cum musto vobis datur ordine justo
Sumere: sic est mos, nucibus sociando racemos.
Passula non spleni, tussi valet, est bona reni.
Utilitas uvæ sine granis et sine pelle,
Dat sedare sitim jecoris, choleræque calorem.

de moris. (**)

Mora sitim pellunt, recreant cum faucibus uvam.

de ficubus (***)

Pectus lenificant ficus, ventremque relaxant,
Seu dantur crudæ, seu cùm dantur bonè coctæ.
Nutrit et impinguat, varios curatque tumores.
Scropha, tumor, glandes, ejus cataplasmate cedunt :

(*) Les pêches sont un fruit lourd et indigeste ; il convient
de boire du bon vin en les mangeant. Il est juste aussi de servir
les raisins avec la noix, parceque ces deux fruits ont des effets
contraires qui se neutralisent. Le raisin en maturité est rafraichissant et laxatif ; le raisin cuit est adoucissant, on en fait de
très bonne tisane.

(**) La mûre est astringente et répercussive ; elle est bonne
dans certains maux de gorge, lorsque l'inflammation est à son
début ; alors elle l'arrête dans sa marche : on peut encore

des pêches, des raisins.

Ce n'est pas sans motif que l'on vous sert à table
La pêche avec le vin : cet ordre est raisonnable.
Ensemble ainsi l'on sert la noix et le raisin.
Le raisin sec est bon pour les douleurs de rein,
Il apaise la toux; mais il nuit à la rate.
Si l'on a trop de bile il faut qu'on la combatte;
Otez la pellicule et le grain du raisin,
Et buvez ce breuvage, il vous guérit soudain.

des mûres.

Elles calment la soif, elles sont agréables.

des figues.

La figue a des vertus, des effets remarquables:
Elle engraisse, relache; et ce fruit nourrissant
Qu'il soit cru, qu'il soit cuit, est très adoucissant.
En cataplasme, il sert à dissiper les glandes,
La scrophule, et parfois, les tumeurs les plus grandes.

---

l'employer à la fin pour en achever la guérison. Les Romains
en faisaient grand cas, puis qu'Horace a dit :

> . . . . ille salubres
> Æstates peraget, qui nigris prandia moris
> Finiet, antè gravem quæ legerit arbore solem.

(***) La figue est nourrissante et adoucissante; les cataplasmes de figues ne peuvent avoir que cette dernière vertu. Mais

Junge papaver ei, confracta foris trahit ossa.

de mespilis. (*)

Multiplicant mictum, ventrem dant mespila strictum.
Mespila dura placent, sed mollia sunt meliora.

DE QUIBUSDAM PLANTIS AROMATICIS.

de pipere. (**)

Quod piper est nigrum, non est dissolvere pigrum.
Phlegmata purgabit concoctricemque juvabit;
Leucopiper stomacho prodest, tussique dolorique
Utile, præveniet motum, febrisque rigorem.

de zinzibere. (***)

Zinziber antè datum morbum fugat, inveteratum
Postque datum mollit; ventris fastidia tollit.

DE CIBIS EX ANIMALIBUS DESUMPTIS. (****)

Sunt bona gallina, et capo, turtur, sturna, columba.

---

les anciens donnaient à la figue bien d'autres propriétés, *vermiculos, veneremque facit, sed cuilibet obstat.* Cet aliment est bon, mais il ne faut pas trop en user.

(*) La nèfle est astringente et constipe, elle n'a guère que ces propriétés.

Il assouplit les chairs : qu'on le mêle aux pavots,
Il détache l'esquille, il fait sortir les os.

des nefles.

Elle fait uriner et souvent nous resserre ;
C'est la molle toujours qu'il faut que l'on préfère.

DE QUELQUES PLANTES AROMATIQUES.
du poivre.

Le poivre noir agit et dissout sans tarder,
Il chasse les humeurs, il aide à digérer ;
Le blanc, pour l'estomac et la toux est utile,
Il prévient le frisson et la chaleur fébrile.

du gingembre.

Le gingembre prévient le mal qui doit venir,
Et si le mal existe, il le fera finir.

DES ALIMENS QUE FOURNIT
LE RÈGNE ANIMAL.

Voici dans les oiseaux ceux qu'il faut qu'on préfère :

(**) Tous les poivres sont échauffans, ce sont de bons digestifs et il est constaté qu'il sont fébrifuges. Quant à la toux qu'ils calment, cette propriété me parait hasardée.

(***) Le gingembre est une racine tubéreuse, mordicante, qu'on emploie comme assaisonnement ; c'est un excitant.

(****) Tous ces oiseaux ne sont pas également bons. La poule

Quisquila, phasiades, merulæ, simul ortygometra,
Et perdix, frigillus, otrix, tremulusque amarellus.

de anate. (*)

Oh ! fluvialis anas, quantâ dulcedine manas !
Si mihi cavissem, si ventri fræna dedissem,
Febres quartanas non renovasset anas.

de ansere. (**)

Anca sitit Coum mensis, campis Acheloum ;
Anca petit Bacchum mortua, viva lacum.

de porco et ove. (***)

Est porcina caro sine vino pejor ovinâ,

---

jeune n'est pas mauvaise, mais vieille, elle est coriace et sert à
faire la soupe ; c'est la meilleure manière de la faire cuire. Le
Chapon est plus estimé. La Tourterelle, le Pigeon ne sont pas
mauvais, pourvu qu'ils soient jeunes. L'Étourneau n'est point
estimé, sa chair est lourde. La Caille est fort bonne, elle est
cependant lourde quand elle est grasse. Le Faisan est fort délicat. Les Merles ne sont point à dédaigner. Le Roi des cailles
ou le Râle de genêts a une chair semblable à celle de la caille.
La Perdrix est facile à digérer. Le Pinson est un petit oiseau
fort peu important. L'Outarde est lourde et indigeste. Le
Vanneau est un bon oiseau ; il y a un proverbe qui dit :

> Le chasseur ne sait ce que le gibier vaut,
> Tant qu'il n'a pas mangé du vanneau.

La poule, l'étourneau, la colombe légère,
Le merle, le faisan, la caille, le chapon,
Le râle de genêts, la perdrix, le pinson,
La sarcelle, l'outarde, enfin la tourterelle.

du canard.

Délicieux canard! ta saveur est cruelle!
Si j'avais su pour toi modérer mon désir,
Je n'aurais plus le mal dont j'avais su guérir.

de l'oie.

Donnez, donnez de l'eau, pendant sa vie, à l'oie,
Mais veut-on la manger? dans le vin qu'on la noie.

du porc et du mouton.

Lorsqu'on mange du porc, si du vin n'est pas pris,

La Sarcelle est fort animalisée, sa chair est succulente, mais n'est pas facilement élaborée par l'estomac.

(*) Le canard est lourd; il peut, comme le dit l'École de Salérne, renouveler la fièvre quarte, si on le mange lorsqu'on n'est pas encore rétabli d'une maladie: j'ai tracé dans l'École de Paris, la manière de nourrir les convalescents.

(**) L'oie sauvage est plus estimée que l'oie domestique. La graisse qu'on en extrait est d'un goût très agréable, mais elle est indigeste. C'est donner un bon conseil que d'engager à boire beaucoup en mangeant l'oie, dont la chair est coriace, surtout quand elle est vieille.

(***) Le porc est certainement plus lourd que le mouton: on

Si vinum tribuis, tunc est cibus et medicina :

Carnes porcinæ cum cæpis sunt medicinæ.

de vitulo. (*)

Sunt nutritivæ multùm carnes vitulinæ.

de electione piscium. (**)

Lucius et perca et saxaulis et albica, tinca,

---

doit, prudemment, boire beaucoup de vin en le mangeant. La chair du jeune pourceau était autrefois en grand honneur, et Cœlius Apicius, le plus renommé des gourmets anciens et modernes, élève jusqu'aux nues ce mets favori :

> Lacte mero pastum pigræ mihi matris alumnum
> Ponat, et Ætolo de sue dives edat.
>
> (MARTIAL)

Quoiqu'il en soit le cochon de lait est très indigeste. Quant aux oignons qui doivent accompagner le porc et produire l'effet d'une médecine ; si c'est réellement une médecine, je n'engage point à en faire usage.

(*) Le veau nourrit moins que le bœuf ; le bouillon de veau relâche légèrement, et est très utile dans les inflammations des voies digestives.

(**) La chair du brochet est ferme et nourrissante, on ne doit point la permettre aux convalescents. La perche est le plus

Cette chair vaut moins que celle de la brebis.
Le porc avec le vin jamais ne nous chagrine,
Le porc avec l'ognon est une médecine.

du veau.

La chair que le veau donne est un mets nourrissant.

du choix des poissons.

Les poissons que voici sont un bon aliment :

---

agréable et le plus facile à digérer de nos poissons ; l'École moderne n'a point démenti sur ce point le vieil Ausonius qui s'écrie :

> Nec te delicias mensarum, perca, silebo,
> Amnigenos inter pisces dignande marinis !

Le goujon est aussi fort délicat ; mais la friture est lourde, et on ne peut guère que le servir frit. L'ablette est sèche : la tanche est visqueuse ; la première est plus facile à digérer que la seconde. Je pense que *albula* signifie *ablette* bien que ce sens lui soit contesté par quelques commentateurs, mais au moins on ne peut faire un poisson de mer du mot *albula* puisqu'on trouve dans Ausonius :

> Quis non et virides vulgi solatia tincas
> Norit, et alburnos prædam puerilibus hamis ?

Albula est bien certainement un diminutif d'*alburni*. La pîle est aussi un poisson très sain. La carpe grasse est indigeste ; celle qui a un embonpoint médiocre peut être mangée impunément, même par les convalescents. Le Merlan est très léger. La

Plagisia et gornus, cum carpâ, galbio, trutta;
Grata dabunt pisces hi præ reliquis alimenta.

de anguillâ. (*)

Vocibus anguillæ pravæ sunt, si comedantur,
Qui physicen non ignorant hæc testificantur ;
Caseus, anguillæ, nimis obsunt si comedantur,
   Ni tu sæpè bibas, et rebibendo bibas.

de hepate gallinæ et anatis. (**)

Cessat laus hepatis, nisi gallinæ vel anatis.

de quibusdam partibus quadrupedum. (***)

Ilia porcorum bona sunt, mala sunt reliquorum.
Corda suillarum sunt auctio tristitiarum,

---

truite est d'une saveur fort agréable et sa chair est très délicate.
L'École a voulu aussi généraliser les qualités des poissons
d'après leur taille :

    Si pisces molles sunt, magno corpore tolles,
    Si pisces duri, parvi sunt plus valituri.

(*) Les Salernitains prétendent que la voix est altérée lorsque l'on mange de l'anguille, et la raison qu'ils donnent c'est que
ce poisson est visqueux et gluant et que le larynx étant lubre-
fié par cette mucosité, la voix doit être changée. Mais les
sauces auxquelles on accommode l'anguille, en changent
totalement la nature visqueuse, et la voix ne peut en être mo-

La perche, le brochet, avec la carpe blanche,
La truite et le merlan, le goujon et la tanche.

de l'anguille.

L'anguille est très pesante, elle altère la voix,
Physiciens et docteurs l'attestent à la fois.
L'anguille veut du vin, ainsi que le fromage ;
Sans vin, ces aliments sont d'un mauvais usage.

du foie de poule et de canard.

La poule et le canard ont un excellent foie.

de certaines parties des quadrupèdes.

Jamais cœur de pourceau n'a fait naître la joie.
Parmi les intestins de tous les animaux,

---

difiée. Quant au vin que l'on recommande avec l'anguille et le fromage, c'est un précepte fort sage : mais comment faut-il boire ? l'École l'a déjà dit :

Inter prandendum sit sæpè parumque bibendum.

(**) Le foie de ces oiseaux est en effet très bon : l'on vante encore plus celui de l'oie qu'on a engraissée.

(***) Les anciens, plus gourmets que les modernes, avaient établi une grande différence non seulement entre tous les ani-

Splen quoque spleneticis est mansus sæpè salubris,
Dissuadentur edi renes nisi solius hædi.

de ovis. (*)

Non vult mentiri qui vult pro lege teneri
   Quod bona sunt ova hæc : candida, longa, nova ;
Hæc tria sunt norma, vernalia sunt meliora.

de esu ovorum. (**)

Singula post ova, pocula sume nova.

de lacte (***)

Lac phtisicis sanum caprinum, post camelinum,
Ac jumentinum plus omnibus est asininum.
Plus nutritivum vaccinum, sic et ovinum.
Si febriat, caput aut doleat, non est benè sanum.

---

maux ; mais même entre chaque partie du même animal. Ces
distinctions oiseuses ne sont point toutes sanctionnées par
l'École moderne : elle ne croit point, par exemple, qu'une rate
puisse guérir le mal de rate, que les reins du chevreau soient
seuls bons à manger : mais d'après l'analyse et la nature de telle
ou telle partie, elle conseille encore ou dissuade de manger
tel ou tel organe.

Ceux du porc seulement ne causent pas de maux.
A-t-on mal à la rate ? une rate est fort bonne.
Les reins qu'on peut manger le chevreau seul les donne.

des œufs.

Tous les œufs quels qu'ils soient, doivent pour être bons,
Posséder trois vertus : être blancs, frais, et longs ;
Sans ces trois qualités, l'œuf est mauvais, doit l'être.
Mais les œufs les meilleurs, le printemps les voit naître.

comme on doit manger les œufs.

Buvez, après chaque œuf, un verre de bon vin.

du lait.

Dans les maux du poumon, le lait de chèvre est sain.
La jument, la chamelle en donnent qu'on estime :
Mais celui de l'anesse est bon pour le régime.
La vache et la brebis ont un lait nourrissant ;
Si vous avez la fièvre, il nuit lorsqu'on en prend.

(*) Les œufs sont un bon aliment. Voyez l'École de Paris.

(**) Le précepte de boire après chaque œuf, n'est point déplacé, le vin aide la digestion.

(***) L'École de Salerne se trompe évidemment sur les diffé-rentes qualités de ces laits. voyez, à ce sujet, l'École de Paris.

------

de caseo. (*)

Caseus est gelidus, stipans, crassus, quoque durus.
Caseus et panis sunt optima fercula sanis.
Si non sunt sani, tunc illum haud jungito pani.

de butyro et sero. (**)

Lenit et humectat solvit sine febre butyrum ;
Inciditque, lavat, penetrat, mundat quoque serum.

(*) Voyez, pour le fromage, l'École de Paris. Le fromage, comme le dit le texte, ne vaut rien dans la maladie ; car il est très échauffant. Le fromage frais, *à la pie*, est seul rafraichis-

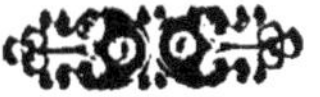

du fromage.

Le fromage est froid, lourd, il empâte, il resserre ;
Le fromage et le pain sont un mets salutaire,
Un mets qu'on peut manger si l'on se porte bien,
Mais lorsque vous souffrez, ce mets ne vaut plus rien.

du beurre et du fromage.

Le beurre est un calmant, il relâche, il humecte.
Le *serum* purge aussi, chasse l'humeur infecte.

---

sant et convient dans les phlegmasies.

(**) Le beurre est laxatif ; le petit lait, sans être aussi lourd
à l'estomac, relâche mieux que le beurre.

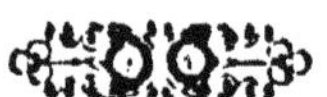

AUTRES
PRÉCEPTES

ATTRIBUÉS

A L'ÉCOLE DE SALERNE.

utilité de se laver souvent les mains.

Lotio post mensam tibi confert munera bina,
Mundificat palmas et lumina reddit acuta.
Si fore vis sanus, abluc sæpè manus.

sur le choix et les marques du bon vin.

Vina probantur odore, sapore, nitore, colore :
Si bona vina cupis, quinque plaudentur in illis :
Fortia, formosa, et fragrantia, frigida, frisca.

des vins doux et blancs.

Corpora plus augent tibi dulcia, candida, vina.

du vin rouge.

Si vinum rubrum nimiùm quandoque bibatur,
Venter stipatur, vox limpida turbificatur.

des effets et des marques du bon vin.

Gignit et humores meliùs vinum meliores.
Si fuerit nigrum, corpus reddit tibi pigrum ;
Vinum sit clarum, subtile, vetus, maturum,
Ac benè lymphatum, saliens, moderamine sumptum.

du moût, de ses mauvais effets.

Provocat urinam mustum, citò solvit et inflat.
Impedit urinam mustum, solvit citò ventrem,
Hepatis emphraxim, splenis generat, lapidemque.

remède pour ceux qui ont trop bu de vin au souper

Si nocturna tibi noceat potatio vini,
Matutinâ horâ rebibas, et erit medicina.

des choses qui corrigent la boisson.

Salvia cum rutâ faciunt tibi pocula tuta :
Adde rosæ florem, minuuntque potenter amorem.

du choix de la bière.

Non acidum sapiat cerevisia, sit benè clara,
Ex granis benè cocta bonis, satis ac veterata,
De quâ potetur, stomachus non indè gravetur.

effets de la bière et du vinaigre.

Crassos humores nutrit cerevisia, vires
Præstat, et augmentat carnem, generatque cruorem,
Provocat urinam, ventrem quoque mollit et inflat.
Infrigidat modicum, sed plus desiccat acetum.
Infrigidat, macerat, melanch : dat, sperma minorat,
Siccos infestat nervos, et pinguia siccat.

de la qualité des alimens.

Ili fervore vigent tres, salsus, amarus, acutus :

Alget acetosus, sic stipans, ponticus atque :
Unctus et insipidus, dulcis, dant temperamentum :
Lenit et humectat dulcis, benè mundificatque.

des œufs.

Si sumes ovum, molle sit atque novum.
Singula post ova , pocula sume nova.

du fromage.

Ignari medici me dicunt esse nocivum,
   Sed tamen ignorant cur nocumenta feram.
Expertis reor esse rarum, nam commoditate
   Languenti stomacho caseus addit opem.
Caseus ante cibum confert, si defluat alvus :
   Si constipetur, terminet ille dapes.

de la soupe au vin.

Bis duo vipa facit, mundat dentes, dat acutum
Visum, quod minùs est implens, minuens quod abundat ;
Ingeniumque acuit ; replet minuit simul ossa.

des entrailles de quelques animaux.

Egeritur tardè cor, concoquitur quoque durè :
Sic quoque ventriculus : tamen exteriora probantur.
Reddit lingua bonum nutrimentum medicinæ.
Concoctu est facilis pulmo, citò labitur ipse.
Est meliùs cerebrum gallinæ quam reliquorum.

du dormir.

Sex horis dormire sat est, juvenique, senique ;
Nos septem pigro, nulli concedimus octo.

des flatuosités.

Quatuor ex vento veniunt in ventre retento :
Spasmus, hydrops, colica et vertigo, hæc res probat ipsa.

remède contre les vents.

Allia, ruta, pyra, et raphanus, cum theriacâ, nux
Præstant antidotum contrà mortale venenum.

usages qui entretiennent la santé.

Lumina mane, manus gelidâ mulcens lavet undâ.
Hac illàc, modicum pergat ; modicum sua membra
Extendat, crines pectat, dentes fricet ; ista
Confortant cerebrum, confortant cætera membra.
Lote, cale ; sta, prause, vel i ; frigesce minute.

du mal de tête.

Si capitis dolor est ex potu, lympha bibatur,
Ex potu nimio nam febris acuta creatur.
Si vertex capitis vel frons æstu tribulentur,
Tempora, fronsque simul moderaté sæpè fricentur,
Morellâ coctâ, necnon calidaque, laventur.
Illud enim credunt capitis prodesse dolori.

de ce qui peut causer la surdité.

Et mes post escam dormire, nimisque moveri,

Illa gravare solent auditus, ebrietasque.

du tintement d'oreille.

Motus, longa fames, vomitus, percussio, casus,
Ebrietas, frigus tinnitum causat in aure.

de ce qui gâte les yeux.

Balnea, vina, Venus, ventus, piper, allia, fumus,
Porrum cum cæpis, faba, lens, fletusque, sinapi,
Sol, coitusque, ignis, labor, ictus, acumina, pulvis,
Ista nocent oculis, sed vigilare magis.

de ce qui récrée les yeux.

Fons, speculum, gramen, hæc dant oculis relevamen.
Manè igitur montes, sub serum inquirito fontes.

eaux bonnes pour les yeux.

Fœniculus, verbenna, rosæ, chelidonia, ruta,
Ex istis aqua fit, quæ lumina reddit acuta.

contre le mal de dents.

Sic dentes serva : porrorum collige grana.
Ne careas thure, hæc cum jusquiamo simul ure.
Sicque per inbotum fumum cape dente remotum.

de l'enrouement.

Nux, oleum, capitis frigusque, anguillaque, potus,
Et pomum crudum faciunt hominem fore raucum.

remèdes contre le rhume.

Jejuna, vigila, caleas dape, tuque labora.
Inspira calidum, modicum bibe, comprime flatum.
Hæc benè tu serva, si vis depellere rheuma.
Si fluat ad pectus, dicatur rheuma catharrus,
Branchus at ad fauces, ad nares esto corysa.

remède pour la fistule.

Auripigmento sulphur miscere memento,
His decet apponi calcem, conjunge saponi :
Quatuor hæc misce : commixtis quatuor istis,
Fistula curatur, quater ex his si repleatur.

des tempéraments simples.

Quatuor humores in humano corpore constant,
Sanguis cum cholerâ, phlegma, melancholia.

rapport des quatre tempéraments avec les quatre éléments.

Terra melancholicis, æqua confertur pituitæ,
Aer sanguineis, ignea vis choleræ.

du tempérament bilieux ou colérique.

Est humor choleræ qui competit impetuosis,
Hoc genus est hominum cupiens præcellere cunctis.
Ili leviter discunt, multum comedunt, citò crescunt.
Indè et magnanimi sunt, largi, summa petentes,
Hirsutus, fallax, irascens, prodigus, audax,
Astutus, gracilis, siccus, crocceique coloris.

du tempérament phlegmatique.

Phlegma dabit vires modicas, latosque brevesque
Phlegma facit, pingues, sanguis reddit mediocres.
Otia non tradit studio sed corpora somno.
Sensus hebes, tardus motus, pigritia, somnus :
Hic somnolentus, piger, in sputamine multus.
Est huic sensus hebes, pinguis facies, color albus.

du tempérament sanguin.

Naturâ pingues isti sunt, atque jocantes,
Rumoresque novos cupiunt audire frequentes.
Hos Venus et Bacchus delectant, fercula, risus,
Et facit hos hilares et dulcia verba loquentes.
Omnibus hi studiis habiles sunt, et magis apti :
Quâlibet ex causâ non hos facilé excitat ira.
Largus, amans, hilaris, ridens rubcique coloris,
Cantans, carnosus, satis audax, atque benignus.

du tempérament mélancholique.

Restat adhuc choleræ tristis substantia nigræ,
Quæ reddit pravos, pertristes, pauca loquentes.
Hi vigilant studiis, nec mens est dedita somno;
Servant propositum, sibi nil reputant fore tutum.
Invidus et tristis, cupidus, dextrœque tenacis,
Non expers fraudis, timidus, lutcique coloris.

signes d'un sang trop abondant.

Cum peccat sanguis, facies rubet, extat ocellus,

6.

Inflantur genæ, corpus nimiùmque gravatur.
Estque frequens pulsus, plenus, mollis, dolor ingens
Imprimis frontis. Fit constipatio ventris,
Siccaque lingua siti ; sunt omnia plena rubore.
Dulcor adest sputi, sunt acria dulcia quæque.

;signes d'une bile trop abondante.

Accusant choleram dextræ dolor, aspera lingua,
Tinnitus, vomitusque frequens, vigilantia multa,
Multa sitis, pinguisque ejectio ; torsio ventris
Nausea fit, morsus cordis, languescit orexis.
Pulsus adest gracilis, durus, veloxque, calescens.
Aret, amaretque os, incendia somnia fingunt.

signes d'un phlegme excessif.

Phlegma supergrediens proprias in sanguine leges,
Os facit insipidum, fastidia crebra, salivas ;
Costarum, stomachi, simul occipitisque dolores ;
Pulsus adest rarus, tardus quoque, mollis, inanis.
Præcedit fallax phantasmata somnus aquosa.

signes d'une mélancholie trop abondante.

Humorum pleno dum fæx in corpore regnat,
Nigra cutis, pulsus durus, tenuis et urina,
Sollicitudo, timor, tristitia, somnia, terror.
Acescunt ructus, sapor et sputaminis idem.
Lævaque præcipuè tinnit vel sibilat auris.

de la saignée.

Denus septenus vix phlebotomon petit annus;
Spiritus exit enim nimius per phlebotomiam,
Spiritus ex vini potu mox multiplicatur,
Humorumque cibo damnum lentè reparatur.

bons effets de la saignée.

Lumina clarificat, sincerat phlebotomia
Mentes et cerebrum, calidas facit esse medullas ;
Viscera purgabit, stomachum ventremque coercet,
Puros dat sensus, dat somnum, tædia tollit,
Auditus, vocem, vires producit et auget:
Exhilarat tristes, iratos placat, amantes
    Ne sint amentes phlebotomia facit.

ce qu'il faut faire après la saignée.

Sanguine detracto, sex horis est vigilandum,
Ne somni fumus lædat sensibile corpus.
Sanguine non carpas, purgatus, protinùs escas.
Omnia de lacte vitabis ritè, minute;
    Et vitet potum phlebotomatus homo.
Frigida vitabis, quia sunt inimica minutis,
Interdictus eritque minutis nubilus aer;
Omnibus apta quies, et motus sæpè nocivus.

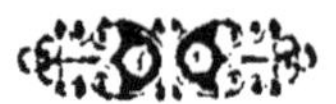

HYGIÈNE

DE

L'ÉCOLE DE PARIS.

HYGIÈNE

DE

L'ÉCOLE DE PARIS.

Je vais, comme autrefois, l'École de Salerne,
Écrire les conseils de l'École moderne.

Il n'est pas de trésors, de biens, sans la santé :
Elle vaut mieux parfois que l'immortalité :
Heureux qui la possède ! heureux qui, toujours sage,
Par des soins éclairés, en conserve l'usage !

CIRCUMFUSA.

de l'air.

L'air, comme on le croyait, n'est pas un élément,
C'est une opinion qu'aujourd'hui l'on dément.
Deux gaz forment de l'air la masse tout entière :
L'un rallume le feu, l'autre éteint la lumière ;
Toujours on y rencontre un peu de vapeur d'eau.

Sans l'air, le monde entier ne serait qu'un tombeau.
L'homme peut, quelque tems, vivre sans nourriture.
Il ne peut se passer d'une atmosphère pure.
Que vos appartemens soient clairs, et spacieux :
Courir contre le vent est toujours dangereux :

Fuyez le froid humide, il est toujours funeste :
Plus terrible cent fois que la guerre et la peste,
C'est le plus grand fléau des malheureux humains.
Redoutez les brouillards, ils sont toujours mal-sains.
L'air froid souvent est bon dans une hémorrhagie :
L'air chaud convient toujours dans une phlegmasie.

de la foudre.

Vous qui tremblez de peur quand la foudre en courroux
Retentit dans les cieux ! de laine couvrez-vous ;
Le danger disparait : qui se revêt de soie,
N'a pas à redouter que le ciel le foudroie.
Lorsque l'orage éclate, il ne faut pas courir :
Sous un arbre surtout, n'allez pas vous blottir.

de l'électricité.

Mortels, nous pouvons tout : l'homme aussi sur la terre,
A l'aide d'instrumens, peut lancer le tonnerre.
Vous tous qui jouissez d'une bonne santé,
N'allez pas vous soumettre à l'électricité :
Elle est toujours contraire aux santés vigoureuses,
Elle ne convient point aux personnes nerveuses ;
Mais est-on indolent ? son effet est fort bon :
Dans la paralysie, elle donne du ton.

du calorique.

Évitez la froidure et la chaleur extrême :
Le froid brûle à peu près comme la chaleur même.

Tout excès ne vaut rien, malheur à l'imprudent
Qui va du froid au chaud, et réciproquement.
Pour éviter la toux quelquefois bien cruelle,
Lorsque vous le pouvez, portez de la flanelle.

de la lumière.

Loin de l'astre du jour la plante se flétrit;
Dans le sein des cachots, l'homme aussi dépérit;
Plaignons ces malheureux qui fuyant la lumière,
Dorment pendant le jour, veillent la nuit entière;
Leur regard hébété, leur teint cadavéreux,
Leur front pâle et terni, tout dépose contre eux;
Mais trop de clarté nuit : qui fatigue sa vue,
Doit trembler tôt ou tard qu'elle ne soit perdue.

du son.

Lorsque le canon gronde et vomit le trépas,
Qu'on porte les blessés loin du champ des combats;
Au fracas du canon renaît l'hémorrhagie;
Tout son bruyant et dur accroît la névralgie:
Mais souvent, grâce aux sons d'un luth harmonieux,
Comme jadis Saül, un malade va mieux.

des émanations.

Des émanations s'élèvent de la terre,
L'air en est saturé, puis devient délétère;
Voyez vous ce marais d'où s'exhale la mort?
Malheur à qui viendrait en habiter le bord !

La fièvre lentement le conduit dans la tombe,
S'il ne quitte ces lieux, il faudra qu'il succombe.
Que je plains l'ouvrier qui pour gagner son pain,
Travaille dans la mine ou dans un souterrain ;
Toujours sa destinée est terrible, est affreuse ;
La mort s'échappe en gaz de la mine qu'il creuse,
Ou bien en s'écroulant la terre l'engloutit ;
Frémissez, ouvriers, quand la lampe pâlit ;
Que la fuite aussitôt du danger vous délivre :
Où la lampe s'éteint, nul homme ne peut vivre.
Mais si la lampe meurt, où donc porter ses pas ?
Comment sans la lumière échapper au trépas ?
Honneur à toi Dawy ! c'est ta lampe immortelle
Qui soustrait l'ouvrier à la Parque cruelle.
Ta lampe de métal par un contraste heureux,
Où la nôtre s'éteint, brûle de nouveaux feux ;
Et, quand à l'artisan l'espérance est ravie,
Ton flambeau le conduit et le rend à la vie.

de l'asphixie par le charbon.

Des malheureux, des fous trompés dans leurs amours,
A l'aide du charbon mettent fin à leurs jours ;
Ils pensent que pour eux la mort sera paisible :
Qu'ils se détrompent bien, la douleur est horrible.
L'air, dans cette asphyxie est un contre-poison ;
Si le corps encor chaud vous offre du soupçon,
Si de l'asphixié la mort est un problème,
A l'aide d'un soufflet ou de la bouche même,

Lancez dans ses poumons, sans hésiter, sans peur,
Un air pur qui souvent dissipe sa torpeur,
Exercez sur le corps des frictions propices,
Approchez de l'éther, et par mille artifices,
Réveillez de son cœur la sensibilité ;
Des gens qu'on a crus morts, recouvrent la santé.

de la fermentation alcoolique.

La pomme, le raisin, la poire qui fermente,
Font naître une vapeur constamment malfaisante :
Ne restez pas long-tems dans un cellier restreint,
Où la cuve bouillonne, où la lampe s'éteint.

de la fermentation putride.

Quand on remplirait d'or ma maison tout entière,
Je n'habiterais point auprès d'un cimetière ;
Un nuage mal sain en sort à tous moments ;
Et les débris des morts font mourir les vivants.
Parfois dans les horreurs de la guerre funeste,
Les corps abandonnés ont amené la peste.
Le jeune anatomiste expire bien souvent,
Victime des vapeurs qu'un cadavre répand.
Aux miasmes des corps s'il faut que l'on s'expose,
Le chlore est excellent : ce gaz les décompose.

des émanations des animaux.

Tout animal vivant exhale des vapeurs,
Dont l'espèce varie ainsi que les odeurs.

L'odeur d'une personne est suave et délecte;
La peau d'une autre exhale un gaz qui vous infecte.
L'air que vous respirez au sein d'un hopital
Est souvent vicié, souvent il est fatal.
Des maux contagieux, faute d'air pur, s'y forment;
Aérez bien la salle où les malades dorment.
Jamais, dans un seul lit, n'en faites coucher deux.
Vous de qui l'odeur forte est un supplice affreux ,
Dans le riche arsenal que le docteur possède,
Peut-être , pourra-t-il vous trouver un remède.
Auprès d'un homme instruit hâtez-vous de courir:
Tenez-vous proprement si vous voulez guérir.

APPLICATA.

des bains.

Dans mille occasions le bain est favorable.
On prend des bains dans l'eau, dans le vin, dans le sable:
Ils sont ou chauds ou froids. Maintes fois la douleur,
Disparaît, sans retour, dans un bain de vapeur:
Mais les bains médicaux sont hors de mon domaine ,
Car je retrace ici des leçons d'hygiène.

Vous qui, par dessus tout, aimez la propreté,
Prenez, prenez des bains. Les bains sont la santé.
Il est sur notre corps, mainte bouche exhalante ,
Qu'il faut entretenir toujours propre et béante,
Le bain chaud y parvient ; il dilate la peau ,
Il rafraîchit le sang en y mêlant de l'eau :

Car en sortant du bain dont il a fait usage,
Que le baigneur l'éprouve, il pèse davantage;
Aussi dans tous les tems on a vanté les bains;
Les Grecs en étaient fous, ainsi que les Romains;
On n'a, pour le prouver, qu'à consulter l'histoire.

Ne faites point chauffer votre eau dans la baignoire.
Un bain pour être bon doit être constamment
Chauffé loin de la salle où le baigneur le prend.
Qui se baigne en sueur commet une imprudence.
Brusquement, dans un bain, jamais qu'on ne s'élance;
Craignez du chaud au froid le passage fatal;
Prenez garde, en sortant, de contracter du mal;
Le froid peut vous surprendre, avec soin qu'on l'évite,
Il faut qu'on soit habile à s'essuyer bien vite;
Ayez du linge chaud, c'est un point important :
On peut manger au bain, mais surtout en sortant;
A la même chaleur que le bain se conserve.
Le bain froid fortifie, et le chaud nous énerve.

des vêtemens en général.

L'habit européen n'a pas de dignité,
Celui de l'Orient me semble mieux porté.
Tout le monde est en France, esclave de la mode;
Et la mode, en toilette, est souvent incommode.
Pour moi de nos habits c'est le plus grand défaut.
Dans un tissu de laine on a toujours plus chaud:
La laine conduisant fort mal le calorique,

'Tient toujours chaud le corps sur lequel on l'applique.
La soie est chaude aussi ; mais le coton l'est moins,
A se bien revêtir, qu'on mette tous ses soins.
L'habit mal fait produit des peines infinies ;
Un pantalon étroit fait naître des hernies.
Changez souvent de linge, et redoutez la toux,
Si des habits mouillés restent long-tems sur vous.
Vous chez qui la sueur au moindre effort ruisselle,
Il faudra sans tarder porter de la flanelle ;
Mais ce tissu propice une fois adopté,
Même dans les chaleurs ne peut être quitté.

des ceintures.

Avec une ceinture on est bien plus agile ;
Modérément serrée, elle peut être utile,
Elle soutient le ventre, elle aide nos efforts,
Avec leur ceinturon, les porteurs sont plus forts.
Mais il faut qu'il soit libre, et pour peu qu'on le serre,
Ne vous attendez pas que l'estomac digère.

des chaussures.

Ma foi, c'est un trésor qu'un cordonnier adroit,
A la reconnaissance, à l'estime il a droit.
Tous ceux à qui des cors font subir la torture,
Doivent le plus souvent leur mal à leur chaussure ;
Ainsi, choisissez bien ; que vos souliers bien faits
Ne soient pas trop étroits, ne vous blessent jamais.
Vous qui vous enrhumez au tems de la froidure,

Tenez-vous les pieds chauds, soignez votre chaussure.
Le genre de souliers qui doit être adopté,
Est celui qui défend contre l'humidité.

des cravates.

On dit qu'un régiment composé de Croates,
Au dix-septième siècle, apporta les cravates;
Ce petit vêtement dont l'élégant est fou,
Peut faire bien du mal, en comprimant le cou.
S'il presse le larynx, la voix sort altérée :
La cravate jamais ne doit être serrée.

des corsets.

Ah ! maudit mille fois le méchant dameret
Dont la coquetterie a conçu le corset !
Il aurait dû, pour prix de son travail perfide,
Être étouffé d'abord, dans son œuvre homicide,
Comme de Busiris le ministre inhumain,
Qu'on brûla le premier dans son taureau d'airain.
Ce chiffon criminel ne produit rien qui vaille,
Bien loin de l'embellir il déforme la taille.
Que de jeunes beautés, qu'on étouffe en leur fleur,
Se sèchent sur leur tige et meurent de langueur :
Grâce au corset cruel, j'ai vu des malheureuses
Succomber tristement dans des douleurs affreuses;
Il comprime à la fois le ventre et le poumon,
Il déforme le sein, gêne le mamelon,
Et la femme souvent, pour prix d'un long supplice,
Quand elle est mère enfin, ne peut être nourrice.

du maillot.

Mon Dieu ! qu'on a de peine a détruire une erreur !
Malgré les bons conseils que donne le docteur,
Vous rencontrez encor des mères forcénées,
A serrer leur maillot, malgré tout, obstinées.
Leur enfant malheureux, ne pouvant respirer,
Va devenir infirme, et peut-être expirer !
Que leur importe ? il faut pour leurs erreurs étranges
Qu'il soit, crainte du froid, étouffé dans ses langes.
De grâce, tendre mère, écoute mes avis ;
D'un berceau ne fais pas le tombeau de ton fils.
Défends contre le froid, son enfance si frêle :
Mais ne l'étouffe point, par un excès de zèle.

des maladies contagieuses.

Il est de certains maux qu'on croit contagieux,
Et qui n'offrent pourtant nul danger à mes yeux.
D'autres que l'on craint peu, sont à craindre au contraire,
Il faut à ce sujet, lecteur, que je t'éclaire.

le cancer.

Malgré certains auteurs, pourtant judicieux,
Le cancer, c'est un fait, n'est pas contagieux.

le croup.

C'est un épouvantail que ce fléau terrible !
Pourtant par le contact il n'est pas transmissible ;
Mais je ne voudrais point voir demeurer mon fils

Auprès d'un autre enfant que le croup a surpris.
A combattre ce mal il faut que l'on s'applique,
En donnant dans un verre un seul grain d'émétique.

la gale.

Il est certaines gens, par un hazard heureux,
Qui ne peuvent gagner ce mal contagieux.
Il faut bien l'avouer, ce privilége est rare.
D'un galeux, avec soin, il faut qu'on se sépare ;
Gardez-vous de toucher seulement son habit.
Si vous avez ce mal, le soufre vous guérit.

la rage.

Oh ! qui pourra trouver un remède à la rage !
Son nom sera célèbre et béni d'âge en âge !
Chez le loup, le renard et le chien seulement,
Ce fléau redouté surgit spontanément :
Mais ce dernier, surtout, à son maître la donne.
Si vous êtes mordu par un chien qu'on soupçonne,
Agissez sur la plaie ; et sans temporiser,
A l'aide du fer rouge, il faut cautériser.

la rougeole.

Elle est peu dangereuse : et pourtant, qu'on la craigne ;
Séquestrez vos enfans quand la rougeole règne.

des scrofules.

On peut sans nul danger toucher des scrofuleux :
Si vos parens le sont, craignez d'être comme eux.

le charbon.

Avec rapidité, ce virus se propage :
Il faut brûler la plaie, arrêter son ravage.
C'est en touchant les peaux de chèvre ou de mouton,
Qu'on peut imprudemment contracter le charbon.

VENINS.

l'abeille.

Êtes-vous, par hasard, piqué par une abeille?
Le vinaigre dans l'eau, vous guérit à merveille;
Lavez-vous sur le champ; le sel est aussi bon.
Il faut, lorsqu'on le peut, extraire l'aiguillon.

le cousin.

Ces insectes cruels sont amis de la guerre :
A l'homme, pied à pied, ils disputent la terre,
Et l'on a vu, parfois, des peuples belliqueux,
Vaincus, aller chercher un asile loin d'eux.
Le Lapon, dans sa hutte où le couvre la neige,
A peine se défend du cousin qui l'assiége :
Mais le tabac qu'il fume est son préservateur :
Rarement le cousin approche d'un fumeur.

le scorpion.

Craignez le scorpion, sa blessure est perfide;
Craignez surtout celui de la zone torride :
Ils sont moins cruels ceux que l'Espagne produit :
Cautérisez la plaie et le danger s'enfuit.

la vipère.

Évitez de toucher la vipère cruelle !
Lorsqu'elle est en courroux, sa morsure est mortelle.
Il faut, pour arrêter ce terrible venin,
Faire saigner la plaie et la brûler soudain.

la tarentule.

Cet insecte est célèbre, et les peuples crédules
Ont débité sur lui cent contes ridicules.
Piqué par cet insecte, on dansait malgré soi.....
Tous ces contes d'enfans sont indignes de foi.

INGESTA.

des alimens.

Hélas ! tout ici-bas se détruit, se consomme !
L'homme engloutit le bœuf, et le ver mange l'homme.
Ainsi va la nature au gré de l'éternel ;
De ces êtres divers l'homme est le plus cruel :
Végétaux, animaux, tout est de son empire ;
Il déclare la guerre à tout ce qui respire ;
Et pour se conquérir un luxe d'alimens,
Il s'élance sans peur sur tous les élémens.
Voyons les mets divers que produit la nature.

de la fécule.

C'est un bon aliment que la fécule pure,
Mais elle nourrit peu : facile à digérer,

Pour les convalescents c'est un mets très léger ;
Pour être bonne, il faut qu'à point elle soit cuite,
Et que dans l'eau bouillante elle soit bien réduite.

de l'orge.

Ce grain, par excellence est un mets féculent ;
Lorsqu'on le fait bouillir, il est adoucissant.
L'orge a bien des vertus, mais il faut qu'on le monde.
Le pain d'orge est mauvais, convient à peu de monde.
Pourtant il rafraîchit. Ce pain lourd, dangereux,
Pour être digéré, veut des corps vigoureux.
Mais la tisane d'orge est agréable et bonne ;
Dans mille occasions le médecin l'ordonne.

du riz.

Tout climat, sur le globe, a ses mets favoris :
L'Occident a le blé, l'Orient a le riz.
Dans l'Inde, le riz sert à mille et mille usages ;
On en fait des gâteaux, on en fait des potages.
L'habitant de la Chine en fait d'excellent vin.
Préparé comme on veut, le riz est toujours sain.
Mais aux gens échauffés, il est toujours contraire,
Et dans les flux de ventre il est très salutaire.

du maïs.

C'est de l'Inde surtout que nous vient le maïs ;
Il est en grand honneur dans ce riche pays.
On en fait un pain lourd, de la bierre un peu fade

Évitez de donner le maïs au malade.

du sagou.

Le sagou sert à faire un potage excellent ;
Il est léger, convient pour le convalescent.

de l'avoine.

Préparée avec soin, l'avoine est nourrissante :
Employez la tisane, elle est rafraîchissante.

des haricots.

Des goûts et des couleurs on ne peut discuter.
Aimez les haricots, je veux les détester :
Ils contiennent du soufre, ils sont durs, indigestes,
Il sont venteux, malsains, ont des effets funestes :
Je ne suis indulgent que pour ceux de Soissons.
Autant les secs sont lourds, autant les verts sont bons.

des pois.

Mangez des petits-pois, jamais ils n'indisposent ;
Mais redoutez les vents que les pois secs vous causent.

des lentilles.

Pour un plat de ce fruit, autrefois Ésaü
Vendit son droit d'aînesse ; il l'a bien peu vendu.
La lentille est venteuse ; elle est pourtant sucrée,
Elle donne du lait, elle est bonne en purée.

des marrons.

Pour manger des marrons, buvez, buvez du vin,
Qui les mange sans boire en peut mourir soudain.

des amandes douces et des amandes amères.

Ces deux sortes d'amande en qualités diffèrent,
Laborieusement les douces se digèrent :
L'amande douce est lourde : ainsi, gâteaux, nougats
Sont des mets dangereux , quoiqu'ils soient délicats.
Pourtant le lait d'amande est calmant, agréable.
Mais fuyez le poison, le poison redoutable
Que dans l'amande amère on trouve constamment.
Ce poison a sur l'homme, un effet foudroyant.

des noix.

Soyez sobre de noix : votre santé l'ordonne ;
Lorsque l'on boit du vin , la noix est assez bonne.

des raisins.

C'est un excellent fruit ; il convient en tous tems,
A tout âge, à tout sexe, à tous tempéraments.

de l'aveline.

L'aveline est huileuse, elle est lourde, indigeste ;
Mais quand on la digère, elle est bonne du reste.

des asperges.

Ne peut-on uriner ? l'asperge va soudain,
Vous servir a merveille, en stimulant le rein.

des épinards, des bettes, de la laitue.

Mangez des épinards, ces plantes rafraîchissent :
La laitue est calmante, et les bettes nourrissent.

du cacao.

Ce fruit délicieux convient à tous les goûts :
Il nourrit à merveille, il appaise la toux :
Mais, malgré les vendeurs, leurs annonces pompeuses,
On ne doit le donner qu'aux santés vigoureuses.
Tout mets graisseux est lourd ; l'estomac délicat
Ne doit pas constamment user du chocolat.

de la pomme de terre.

Ce tubercule est bon : jamais pomme de terre
N'a chargé l'estomac : sa fécule légère
Ne soutient pas beaucoup : je plains sincèrement
Ceux qui pour se nourrir n'ont que cet aliment.

du froment.

Salut ! froment superbe ! à toi le diadème !
Il n'est dans nos climats personne qui ne t'aime :
Les plats les plus vantés, les mets les plus exquis,
Nous dégoutent toujours, s'ils sont toujours servis ;
Mais du pain de froment jamais on ne se lasse,
Il plaît à la couronne, il plaît à la besace.

Le pain le mieux levé ne nourrit pas le mieux,

Mais il est plus léger. Évitez le pain vieux :
Le pain sortant du four est encor plus funeste,
La croûte nourrit moins, la mie est indigeste.

DE LA CHAIR DES ANIMAUX.

L'agneau, le tendre faon et le cochon de lait,
Le folâtre chevreau, le trop jeune poulet,
Tout animal enfin qui ne fait que de naître,
Doit vous être interdit, et mérite de l'être.
Ces corps visqueux, glaireux ne sont pas nourissants,
Et sur les estomacs ils sont toujours pesants.
Lorsque la gelatine au lieu d'être imparfaite,
Grace aux progrès de l'âge, est déjà plus concrète,
Alors les animaux donnent d'assez bons mets ;
C'est ainsi que le veau, que les jeunes poulets,
Que la grenouille donne une chair délicate,
Qu'aux faibles estomacs recommande Hyppocrate.
Le bouillon de ces chairs sied au convalescent,
Il est peu laxatif, nourrit légèrement.....
Cependant grace au temps dont la marche est rapide,
L'animal devient grand : quelle vertu réside,
Pour celui qui les mange, en ces êtres divers?
Lecteur, tu l'apprendras, en parcourant ces vers.

du bœuf.

Le bœuf est excellent, il nourrit à merveille ;
La soupe qu'il nous donne est soupe sans pareille,

Mais pour manger du bœuf, il faut se porter bien,
Pour les convalescents, cette chair ne vaut rien.

du mouton.

Le mouton, quoiqu'on dise, aisément se digère;
Quand on le choisit bien, sa viande est légère;
Qu'il ne soit pas trop gras, trop jeune, ni trop vieux;
Il faut bien l'épicer pour le digérer mieux.

du porc.

Le juif proscrit le porc: Hyppocrate le loue;
La chair de l'animal est lourde, je l'avoue,
Mais elle nourrit bien: voyez le campagnard,
Il est gras, et souvent ne mange que du lard.

du lièvre, du daim.

Du lièvre, du daim, la chair est indigeste:
Leur saveur prononcée, agréable du reste,
Délecte le palais, réjouit les gourmets;
Pour qui digère bien, ils sont d'excellents mets.

du lapin.

On ne peut trop vanter le lapin de garenne,
Moins lourd que le lièvre il a la chair plus saine;
Gardez-vous des lapins qu'on élève à Paris,
Et qui sentent les choux dont ils furent nourris.

DES OISEAUX.
du poulet.

Au sein de la santé le poulet vous restaure,

Si vous êtes malade, il vous convient encore ;
Il convient à l'adulte, aux viellards, aux enfants,
Sans danger on le mange, à tout âge, en tout temps.

du canard.

Oh ! canard, ta saveur est bien suave et bonne !
Mais je crains la colique, et ta chair me la donne.

de l'oie.

Ce stupide animal, adoré du Romain,
Veut de l'eau, quand il vit, quand il est mort, du vin.

de la bécasse.

Qui mange la bécasse, étant malade encore ,
Verra s'exagérer le mal qui le dévore.

de la perdrix.

Il est sur nos coteaux, deux sortes de perdrix :
L'une est de couleur rouge et l'autre a le corps gris ;
La chair de la première est plus tendre et plus belle.
Dans la perdrix la cuisse est moins bonne que l'aile.

du faisan.

Des tables des gourmets c'est l'oiseau favori ;
Pourquoi donc cependant, le mangent-ils pourri ?

du pigeon.

Viens ici, viens colombe, et toi, pigeon modeste,

Ne sais-tu pas pourquoi le gourmet te déteste?
C'est que ton abondance excite son dédain ;
Je l'annonce pourtant, le pigeon est très sain.

de la caille.

C'est un des meilleurs mets que fournisse la chasse;
On digère avec peine une caille trop grasse.

de la poule d'eau.

C'est un mets recherché, c'est un friand morceau,
Que la belle sarcelle et que la poule d'eau.
Ces oiseaux savoureux sont gras à l'analyse,
Mais ils sont néanmoins maigres selon l'église.

DES POISSONS.

Oh! qui pourrait compter les habitants des eaux ?
Les soles, les merlans, les thons, les maquereaux,
Les perches, les brochets, les carpes delectables,
L'alose, les saumons viennent charger nos tables:
Mais parmi ces poissons il faut qu'on fasse un choix.

des anchois.

Si vous digérez bien, ne mangez pas l'anchois :
Si le contraire a lieu, prenez-le sans scrupule:
L'anchois fait digérer l'estomac qu'il stimule.

des poissons légers et qui conviennent aux convalescents.

Parmi tous les poissons, voici les moins pesants,

Ceux qu'on doit réserver pour les convalescents :
La sole, le merlan, la limande, la perche.

de la carpe.

Plus une carpe est vieille, et plus on la recherche ;
Le mâle est préférable, il offre un meilleur plat ;
Sa laitance surtout est un mets délicat.

du saumon.

Sa chair, quand il est vieux, est indigeste et dure :
Mais un morceau friand, toujours bon, c'est sa hure.

du goujon.

Mangez des goujons frits, vous qui vous portez bien :
Si vous êtes souffrant, le goujon ne vaut rien.

de la tortue, du hareng, de la morue.

Avez-vous le scorbut ? mangez de la tortue ;
Le hareng est mauvais, meilleure est la morue.

du maquereau.

Superbe maquereau ! poisson délicieux !
Digne par ta saveur de la table des dieux,
De toi je me défie. Ainsi que la Sirène,
Souvent pour notre mal ta saveur nous entraine.

comment il faut nourrir un convalescent.

Malades ! c'est beaucoup que d'avoir su guérir :

Ce n'est pas tout pourtant, il faut bien vous nourrir.
Le premier aliment qu'un médecin vous donne
Doit être le merlan : la perche est aussi bonne.
Lapereaux ou perdreaux, voilà vos seconds mets ;
Le pigeon vient ensuite, et la volaille après.
Enfin, à pas certains quand la santé chemine,
Le mouton est permis ; par le bœuf on termine.

DES DIFFÉRENTES MANIÈRES DE FAIRE CUIRE LES CHAIRS.

des rotis.

Cuisiniers ! écoutez, retenez mes avis :
Rien n'est plus nourrissant, plus sain que les rôtis ;
Mais les bien faire cuire est chose difficile,
Qui les retire à point, est un artiste habile.
Rôtissez les agneaux et les cochons de lait.
On fait bouillir la poule, et rôtir le poulet.

des bouillis.

Le bouilli, quelqu'il soit, est fade et peu tonique :
Le bouillon, au contraire, est un bon stomachique.

de l'étuvée.

C'est pour cuire les chairs le meilleur procédé,
Le bœuf surtout, ainsi doit être accommodé.

de la friture.

Quoi que vous prépariez dans une huile bouillante,

La croûte ne vaut rien, la chair est excellente.

des œufs.

Un œuf, pour être bon, doit surtout être frais.
Tout œuf, qui n'est pas plein, à coup sûr, est mauvais.
Cet aliment échauffe, à la longue il resserre,
Le jaune est plus léger, aisément se digère.
L'albumine ou blanc d'œuf sert souvent dans les arts.
On estime les œufs de l'oie et des canards ;
Craignez ceux de poisson, ils sont souvent perfides.

des huîtres.

De l'huître, avant dîné, les gourmets sont avides.
Ce mollusque préparé, excite l'appétit,
Est agréable au goût, mais jamais ne nourrit.

de la moule.

La moule, je l'avoue, est agréable et bonne ;
Prenez garde, pourtant ? souvent elle empoisonne !...
Du venin qu'elle enferme, on voit des gens mourir,
Pour éviter la mort, il faut faire vomir.

du fromage.

Pour ce mets délicat, honneur, gloire à la Brie !
Du fromage parfait c'est la mère-patrie.
Quelqu'il soit, le fromage est toujours échauffant.
Le fromage nouveau seul est rafraîchissant,

Le *Neufchatel* est lourd, le *Parmesan* resserre,
Le *Roquefort* échauffe, ainsi que le *Gruyère*.
Il faut boire souvent, manger beaucoup de pain,
Sans ces précautions le fromage est malsain.

des huiles, des graisses.

La graisse prise seule est fade et rebutante,
Comme l'huile, pourtant, elle est très nourrissante;
Mais quand le gras convient et qu'on veut en manger,
Toujours avec du maigre il faut le mélanger.

de l'huile d'olive.

Olivier ! gloire à toi ! ton huile généreuse
Des huiles de la France est la plus savoureuse :
Elle est douce, légère, elle a peine à rancir;
Mais toute n'est pas bonne, il faut la bien choisir.

du beurre.

Le beurre est indigeste, aisément il se gâte :
Jamais beurre ranci n'a fait de bonne pâte.

des champignons.

Parmi les champignons dont le groupe est nombreux,
Il faut bien distinguer ceux qui sont vénéneux :
Fuyez tout champignon dont la chair est molasse,

Et qui change de teinte aussitôt qu'on le casse.
Gardez-vous de manger ceux qui sont inconnus,
Ceux qui naissent à l'ombre, au sein des bois touffus:
On estime beaucoup le *bolet comestible*,
Mais la digestion en est souvent pénible.

des truffes.

Le gourmet dit: la truffe est le meilleur des mets:
Mais selon l'hygiène, elle est le plus mauvais.
Ce champignon, dit-on, à l'amour prédispose,
L'effet parait certain, j'en ignore la cause.

du sucre.

Notre sucre indigène est d'un goût excellent,
Et du sucre exotique il n'est pas différent.
Le sucre rend meilleur le plat qu'il assaisonne,
Il plait à tout le monde et ne nuit à personne.
Souvent de ce mets seul le vieillard est nourri;
De l'enfance, surtout, c'est le mets favori.

du vinaigre, du verjus, des limons.

Pour la digestion le vinaigre est utile,
Quelquefois, c'est un fait, il la rend plus facile:
Les limons, le verjus sont dans le même cas:
Mais de ces excitants que l'on n'abuse pas.

de la moutarde.

Pour qui se porte bien la moutarde est permise,

Avec les mets pesants il faut qu'elle soit prise.
Modérez-vous pourtant : sur un tissu muqueux
C'est mettre un sinapisme, et c'est fort dangereux.

du radis.

Le radis est tonique ; on le sert sur la table
Avec du beurre frais, cet usage est louable.
Le beurre fait du mal lorsque seul il est pris ;
On le digère bien à l'aide du radis.

du sel.

De tous les minéraux c'est le seul en usage
Dans l'art du cuisinier : on sale le potage,
Les sauces, le ragout, le gîtier, le jambon ;
Et le meilleur des mets, sans le sel, n'est pas bon.
Mais si l'emploi du sel est parfois favorable,
S'il aide à digérer, l'abus est déplorable :
L'estomac en pâtit ; qui sale trop ses plats,
Qui les épice trop, avance son trépas.

de la canelle, du thym et du poivre.

Quand un mets est trop lourd, quand l'appétit sommeille
La canelle, le thym, le poivre le réveille.
Mais tous ces condiments qui flattent notre goût,
Pour le faible estomac ne valent rien du tout.

conseils aux cuisiniers.

Ah ! je vous en supplie, artistes culinaires !

8.

De grâce, ayez pitié de nos jours si précaires !
Pourquoi tant épicer ce que vous nous donnez ?
Au lieu de nous nourrir, vous nous assassinez.
Si l'on voit, en tyrans, régner les *écrouelles*,
Les *cancers* si fréquents, les *dartres* si cruelles,
C'est à vous qu'on le doit, c'est à votre art maudit ;
Grâce à tous vos efforts, l'homme se rabougrit ;
Non, malgré vos talents, l'éloge qu'on leur donne,
Je ne louerai jamais un art qui m'empoisonne.

des aliments rafraîchissants.

Etes-vous échauffé ? les fraises, les citrons,
L'oseille, la framboise, ainsi que les melons,
La salade surtout, l'orange et la groseille,
Tout fruit rouge, en un mot, rafraichit à merveille.

des aliments adoucissants.

Voici les mets calmants : les jeunes animaux,
La plupart des poissons, beaucoup de végétaux,
Tout corps huileux, sucré ; le lait, la gélatine,
Les mucilagineux, la graisse et la farine.

des aliments échauffants.

Jamais un aliment n'a produit cet effet,
Il échauffe toujours parce que l'on y met.
La moutarde, le thym, le poivre, la canelle,
Seuls rendent échauffant le mets qui les recèle.

des aliments toniques.

La chair nourrit la chair, ou le proverbe ment.
Le gibier est tonique, est un bon aliment;
Le bon bœuf, la chair noire et le bon vin encore,
Voilà ce qui nourrit, voilà ce qui restaure.

des aliments qui engendrent des flatuosités.

Les raves, les ognons, les choux, les crudités
Engendrent constamment des flatuosités.

des aliments qui produisent des rapports.

Craignez-vous les rapports? la graisse vous en donne:
La friture surtout, pour vous n'est jamais bonne.

des aliments qui produisent des aigreurs.

Le lait qu'on sucre trop, engendre des aigreurs:
Fuyez les fruits trop verts, ils ne sont pas meilleurs.

DES BOISSONS.
de l'eau.

Oh! qui pourrait chanter l'eau qui nous désaltère!
Ses phases, ses vertus, son role sur la terre?
Quel que soit son état, ou liquide ou gazeux,
Ou bien solide encor, ses bienfaits sont nombreux.
La glace, bien souvent, calme les maux de tête;
Elle agit sur le sang que soudain elle arrête.
Quant aux *glaces* qu'on sert dans les cafés, malheur!

Malheur à l'imprudent qui les prend, en sueur. —
Goutteux, rhumatisans, la *vapeur* bienfaisante
Vous guérit bien souvent du mal qui vous tourmente.
Quant à l'eau que l'on boit, son usage est si grand,
Qu'on doit pour nos besoins, la mettre au premier rang.
Mais il faut faire un choix. L'eau potable est limpide,
Sans couleur, toujours fraiche, inodore, insipide,
Elle doit, sans grumeaux, dissoudre le savon,
Des légumes, sans peine, opérer la cuisson :
L'eau, sans ces qualités, est mauvaise, est malsaine,
Évitez l'eau qui dort, l'eau de puits, de fontaine.
L'eau d'un fleuve orgueilleux qui coule à plein canal,
A ceux qui la boiront, jamais ne fera mal.
L'eau tempère, adoucit, n'engendre pas de bile,
De toutes les boissons, elle est la plus utile.
Que de gens vigoureux, ne boivent que de l'eau ?
Que d'hommes, dans le vin, ont trouvé leur tombeau !

du lait.

Cette noble boisson, l'aliment du jeune âge,
Donne le petit lait, le beurre et le fromage.
Selon chaque femelle, un lait est différent :
De tous, celui d'anesse est le moins nourrissant ;
Il est léger, très doux, sucré, mais un peu fade,
Il apaise la toux, il convient au malade.
Le lait de femme est doux, ne convient qu'à l'enfant.
Un lait bien doux encor c'est celui de jument.

Mais le plus lourd de tous, c'est celui que nous donne
La chèvre ou la brebis, car le beurre y foisonne.
Quant au lait de la vache, il est bien précieux,
S'il est peu nourrissant, il se digère mieux ;
Il coûte beaucoup moins. — Le fromage resserre,
Le petit-lait, le beurre ont un effet contraire.

du vin.

Lorsque tous les rimeurs vantent ce jus fameux,
J'aurais mauvaise grâce à faire autrement qu'eux.
Oui, le vin fortifie, il plait, il est utile,
Il refait le courage et l'estomac débile,
Il donne la gaité, la force à l'ouvrier,
Le génie au rimeur, la valeur au guerrier :
Mais hélas ! dans nos mains tout bienfait est nuisible !
Le vin est excellent, l'abus en est terrible :
Que d'êtres dégradés, d'ivrognes crapuleux,
De ce noble présent font un abus honteux !

Le vin le plus léger est le vin qui pétille :
La folâtre gaité du Champagne est la fille ;
Aussi ne craignez point l'ivresse de ce vin ;
Cette ivresse finit quand finit le festin.
Le bouquet du Bourgogne est le plus agréable ;
Mais le vin de Bordeaux est le plus confortable ;

C'est celui qui convient à tous les scrofuleux,
A ceux dont l'estomac est faible ou paresseux.
Qui veut se rafraichir prendra du vin de Brie.

de la bière.

De la bière, chez nous, la Flandre est la patrie.
Le *Faro* de Louvain et les *Porters* Anglais
Donnent de l'embonpoint, et tiennent le teint frais.
La bière fortifie, empêche la gravelle;
Ne buvez point pourtant de bière trop nouvelle.

du cidre.

Le cidre le meilleur est le cidre Normand ;
Il nourrit, il relâche, il est adoucissant.

de l'eau-de-vie.

Après un bon repas, l'eau-de-vie est permise ;
Mais il ne faut jamais qu'à jeun elle soit prise.
Sur ce point, ouvriers, de grâce amendez-vous ;
Cet usage fatal qui vous décime tous
Engendre des cancers, vous détruit, vous ruine ;
Ce sont moins les travaux que cette eau qui vous mine.

du thé.

On le prend à la crème, au lait, ou bien à l'eau :
Le thé fait digérer ; excite le cerveau.

du café.

Après un bon repas, lorsque l'on sort de table,
Le café, pris à l'eau, n'est pas défavorable :
Il dissipe l'ivresse, et père des bons-mots,
Il répand au salon, la joie et l'à-propos ;
Par lui le sang s'anime et le cœur bat plus vite :
Il fait sortir l'éclair du cerveau qu'il excite.

DU RÉGIME DIÉTÉTIQUE.

Gardez-vous de manger, sans faim, sans appétit ;
C'est le premier des soins que la santé prescrit.
Mais la faim qui convient est une faim peu vive,
Rien ne fait plus de mal qu'une faim excessive.

combien on doit faire de repas.

Il est avantageux de regler ses repas :
Pour l'enfant en bas âge on ne le pourrait pas,
Il a souvent besoin de tetter à toute heure :
On lui donne le sein toutes les fois qu'il pleure.
Donnez quatre repas à tout adolescent ;
A l'adulte, au vieillard, deux ou trois seulement.
L'artisan vigoureux dont la vie est active,
Doit manger plus souvent que la coquette oisive.
Il faut que l'ouvrier fasse de bons repas :
Ce sont les alimens qui lui donnent des bras.

de la qualité des aliments.

Ce qui nourrit, (selon un proverbe vulgaire,)

Ce n'est pas ce qu'on prend mais bien ce qu'on digère.
Voyez un gros mangeur, contemplez un gourmand,
Il dévore sans cesse, il est maigre, pourtant.
Il faut donc que l'on prenne autant de nourriture
Qu'on peut en digérer : cette méthode est sûre.

du choix des aliments.

Il faut, sur cet objet, consulter votre goût :
L'aliment qui vous plait ne me plait pas du tout.
Le lait, si doux pourtant, quelquefois empoisonne.
L'estomac s'accoutume à tout ce qu'on lui donne ;
Mais alors, par dégrés, il faut l'habituer ;
En agir autrement, c'est vouloir se tuer.
Changez vos aliments et changez-les sans peine ;
Il faut de ses plaisirs agrandir le domaine :
D'ailleurs le meilleur plat, trop souvent répété,
N'offre plus de saveur au palais dégoûté.

comme il faut manger.

Pour manger comme il faut, ne mangez pas trop vite :
Trop d'occupation est toujours interdite :
Il faut n'être pas seul, avoir l'esprit content,
Et surtout bien mâcher les morceaux que l'on prend.

ce qu'il faut faire pour bien digérer.

Vénérable rentier ! toi dont l'unique affaire
Est de bien digérer, voici ce qu'il faut faire :
Prends un peu d'exercice, après chaque repas,

Par des travaux d'esprit, ne te fatigue pas.
Quand la digestion est déjà commencée,
Ce n'est pas le moment de créer la pensée.
Que tes habits surtout, ne soient pas trop serrés.
Je te permets des ris, mais des ris modérés.
En sortant de manger, jamais qu'on ne sommeille;
La nuit, pour digérer, vaut bien moins que la veille.
Écarte les soucis, fais taire les amours,
Ne soulève jamais des poids qui soient trop lourds :
Fuis les jeux violents, ceux de l'escarpolette,
Le roulis du vaisseau, le choc de la charette,
Fais trêve à tes travaux, imite le Régent :
Rien ne doit déranger le rentier digérant.

du tabac à priser.

Priseurs qui me lisez, je voudrais bien vous plaire :
En ne vous prisant pas, je crains votre colère :
Mais de grâce, à quoi bon, à quoi bon, pardonnez,
La poudre dégoutante introduite en vos nez?
C'est pour votre santé, que vous prisez peut-être?
En ce cas le tabac est proscrit et doit l'être.
Est-ce par propreté? l'haleine d'un priseur,
Son nez souvent noirci, font soulever le cœur.
C'est par désœuvrement, que d'abord chacun prise :
Et puis lorsqu'une fois l'habitude en est prise,
On ne peut s'arrêter : des gens que je connais,
Se privent de dîner, mais de priser..... jamais.
On dit que le tabac peut dissiper la bile;

Que la sensation qu'il produit est utile,
On dit qu'il agrandit le cercle du plaisir.....
C'est celui des besoins qu'il ne fait qu'agrandir.

de la pipe.

La rage de la pipe est vraiment effrayante;
La coquette au salon, le soldat sous la tente,
Le prêtre, l'artisan, les ministres du roi,
Les enfants, les vieillards, tout fume autour de moi.
Le tabac cependant est au moins bien futile,
Il prive l'estomac d'un dissolvant utile;
Sans le suc salivaire on ne peut digérer,
Et ce suc, le tabac le fait expectorer.
N'en fumez donc jamais; l'estomac le repousse;
Il nuit à l'appétit, le détruit ou l'émousse;
Si l'habitude est prise, au moins ne fumez pas,
Comme les Artésiens, au sortir des repas.

de la bouche.

Il n'est pas de beauté dont la bouche soit laide;
La bouche est, en amour, le levier d'Archimède;
Comme on garde un trésor, il faut garder ses dents,
Mais pour les nettoyer que vos soins soient prudents.
En détruisant l'émail dont la dent est couverte,
De cet os précieux on peut hâter la perte:
De brosses, de corps durs qu'on ne se serve pas;
Nettoyez-vous la bouche, après chaque repas.
Des gencives jamais que le sang ne ruisselle;

Il faut qu'on fasse au tartre une guerre mortelle,
Qu'à l'aide de la lime on l'attaque partout;
Dans ce but le charbon est utile surtout.
Faites sauter la dent qu'envahit la carie,
C'est un mouton gâté dans une bergerie.
Aux conseils du dentiste, ayez souvent recours:
Si toujours il se vante, il ne ment pas toujours;
Les dents que vous perdez, son art peut vous les rendre;
Il singe la nature à souvent s'y méprendre.
Un ratelier qu'il pose est un bien précieux;
Par lui souvent l'on plait et l'on digère mieux.

de l'exercice.

L'exercice rend fort le corps le plus débile:
Plus il est exercé, plus un muscle est habile.
Vous qui soignez l'enfance, oh! maitres généreux,
Préparez à l'état des hommes vigoureux;
C'est bien de façonner la jeune intelligence,
Aux luttes de l'esprit, aux tours de l'éloquence;
Mais au physique aussi, prodiguez vos efforts;
En cultivant l'esprit, n'oubliez pas le corps.
Dans chaque pension qu'un gymnase s'élève;
A la course, à la lutte, exercez votre élève:
Qu'a la fin de l'année, on couronne à la fois,
Les élèves savants et ceux qui sont adroits.

de la marche.

Dans mille occasions, les marches sont propices;

C'est le moins fatigant de tous les exercices :
Souvent, à ce moyen, il faut avoir recours,
Qui veut vivre long-temps doit marcher tous les jours.
Mais si vous étouffez, si votre cœur palpite,
La marche est dangereuse, il faudra qu'on l'évite.

du saut.

Dans ce siècle pervers on saute à qui mieux mieux ;
Il ne faut pas pourtant sauter quand on est vieux :
Pour ce dur exercice, il faut de la souplesse,
Le saut évidemment ne sied qu'à la jeunesse.

de la danse.

Ah ! des plaisirs d'autrui je ne suis point jaloux.
Chacun a, je le sais, ses plaisirs et ses gouts.
Qu'un jeu, sans danger, plaise, aussitôt je l'approuve,
Et je me trouve heureux du plaisir qu'on y trouve.
Mais un abus m'irrite et je ne puis souffrir,
Qu'on tourne contre soi les armes du plaisir.
La danse, je l'avoue, est un noble exercice,
En donnant la souplesse, au corps elle est propice ;
A l'aspect d'un danseur la tristesse s'enfuit.....
Mais pourquoi dans un bal passer toute la nuit ?
En dansant à l'excès votre santé chancelle,
Et le plaisir souvent l'emporte sur son aile.
Evitez ce défaut : il n'est souvent qu'un pas,
De la porte d'un bal aux portes du trépas.

A huit heures du soir, au bal on doit se rendre,
Une heure du matin ne doit point y surprendre.
O mères ! j'en appelle à vos soins vigilants,
Ne laissez point faner les fleurs avant le temps ;
Que vos filles jamais, par la fatigue usées,
Sur les plaisirs mondains ne soient trop tôt blasées ;
C'est à vous qu'il convient de veiller sur leurs pas :
Dans leur robe, en dansant, qu'elles n'étouffent pas.
Proscrivez sans pitié ces valses immodestes,
Qui souvent sur le cœur ont des effets. funestes.
Préservez-les du froid, quand vous sortez du bal,
Un refroidissement peut être bien fatal.

de la chasse.

Il faut être chasseur pour comprendre la chasse :
Le chasseur intrépide escamote l'espace :
On voit des amateurs, pendant un jour entier,
Marcher, se fatiguer, revenir sans gibier,
Partir le lendemain, d'un pas plus intrépide,
Et revenir encor contents, le carnier vide.
L'espoir qui les soutient, explique leur ardeur.
Moi, comme médecin, j'approuve le chasseur :
L'exercice qu'il prend, pourvu qu'on le modère,
De nos délassements est le plus salutaire.
Il marche, il saute, il court dans un air vif et pur,
Il brave la chaleur et le froid le plus dur ;
Et si, par accident, sa chasse n'est pas bonne,
Il gagne au moins, la faim que l'exercice donne.

de la pêche à la ligne.

Toi, pêcheur, qui parais, la ligne sous le bras,
Aux traits de mon crayon, tu n'échapperas pas.
Je le sais, on te raille, on te couvre de fange,
On blâme tes plaisirs... il faut que je te venge.
Eh ! Messieurs les frondeurs, que lui reproche-t-on
A ce pauvre pêcheur, la terreur du goujon !
L'avez-vous vu parfois, au bord d'une eau tranquille,
Le cou tendu, l'œil fixe, et le corps immobile,
Souvent, pendant qu'il pleut, attendre innocemment
Qu'un pauvre poisson morde à l'hameçon qu'il tend ?
Oh ! quel bonheur alors ! quel plaisir ineffable !
Son cœur bat... mais hélas ! nul plaisir n'est durable,
Ou bien sa ligne casse, ou le poisson s'en va ;
Ou bien pour un goujon qu'il croit tenir déjà,
Une énorme pantoufle, à sa ligne accrochée,
Avec précaution de l'onde est arrachée :
Ce sont des accidents : mais messieurs les frondeurs,
Est-il jamais permis d'insulter aux malheurs.
Accordez votre estime au pêcheur à la ligne,
On ne peut trop louer sa patience insigne,
Il est modeste, bon, excellent citoyen,
Bon père, bon époux ; ses goûts et son maintien
Sont simples comme lui : pourquoi lui faire un crime
De sa simplicité ? quant à moi je l'estime.
Qu'aux ardeurs du soleil, il ne s'expose pas,
Qu'il n'aille pas dans l'eau, pêcher la tête en bas,

Qu'il ne s'enrhume point, aussitôt je l'approuve...
Chacun prend son plaisir où son plaisir se trouve.

du billard.

S'il est un noble jeu, c'est le jeu du billard ;
Il convient à l'adulte, à l'enfant, au vieillard,
A tout âge, à tout sexe, et la femme gentille
N'a pas mauvaise grâce à pousser une bille.
Pour moi, je voudrais voir, au sortir des repas,
Tout le monde au billard se livrer des combats.
Les indigestions, souvent si douloureuses,
Grâce à ce noble jeu, seraient bien moins nombreuses.

de la nage.

La nage est naturelle à tous les animaux :
Reptiles, cétacés, quadrupèdes, oiseaux,
Tout nage... l'homme seul, soit défaut de courage,
Ou soit défaut d'instinct, ne connaît pas la nage.
Il lui faut du travail pour apprendre cet art.
Que l'enfant intrépide, à dix ans, au plus tard,
S'élance sans trembler, au sein des eaux profondes,
Et rival du poisson, le suive dans les ondes.
La nage fortifie ; elle veut des efforts
Qui tendent à la fois tous les muscles du corps ;
Faites nager l'enfant dont le corps se dévie,
Souvent, cette méthode est de succès suivie.

du chant.

C'est un bel instrument que celui de la voix :

Tous ceux que la musique inventa : le haut-bois,
Le cor, le violon, la trompette, la basse,
Par sa construction, le larynx les surpasse.
Mais ce frêle instrument, il faut le ménager ;
Quand il est modéré, le chant est sans danger,
Par lui, plus aisément le poumon se dilate,
La voix se renforcit et devient moins ingrate ;
Mais si cet exercice a des effets heureux,
Le chant immodéré produit des maux affreux.

du travail intellectuel.

Vous dont l'intelligence est sans cesse exercée,
Qui vivez par l'esprit, qui créez la pensée,
Vous qui pour composer torturez vos cerveaux,
Apprenez, dans ce livre, à régler vos travaux.

C'est le matin surtout que le génie excelle ;
Le sommeil donne au corps une force nouvelle,
Et l'esprit reposé s'élance, audacieux ,
Et du ciel sur la terre, et de la terre aux cieux.

Anathême sur ceux dont l'ardeur téméraire
Compose imprudemment quand l'estomac digère ;
Ce perfide travail en minant leur santé ,
Ne produira jamais qu'un ouvrage avorté.
Quel que soit le génie, il faut pourtant qu'il mange :
Dans un corps affamé le cerveau se dérange.

Jusqu'à vous fatiguer ne travaillez jamais;
L'esprit plus que le corps doit craindre les excès.
Tel poète entraîné par son ardeur fatale,
Gagne au lieu de lauriers, la fièvre cérébrale.
Que le littérateur se promène souvent·
Sa santé le demande, ainsi que son talent.
Composez loin du bruit, dans un lieu solitaire;
Pour écrire avec fruit, rien ne doit vous distraire.
Dans des habits étroits pourquoi s'embastiller ?
Quand le corps est gêné, l'esprit ne peut briller;
Mais c'est le cou, surtout, qu'il ne faut pas qu'on presse;
L'artiste qui compose est transporté d'ivresse,
Il se sent élevé dans un monde nouveau,
Le sang coule plus vite et s'élance au cerveau,
Une cravate alors, en comprimant les veines,
Peut arrêter le sang, causer des morts soudaines.
De mets doux et légers l'auteur doit se nourrir,
Selon chaque saison, il doit bien se vêtir :
L'Océan qu'il parcourt est battu par l'orage :
Un auteur réussit sur cent qui font naufrage;
Aussitôt qu'il s'élève on voit de tous côtés,
S'ameuter les jaloux, les médiocrités.
Chacun, pour l'arrêter, lui lance de la boue,
On le couvre d'affronts, on l'insulte, on le joue.....
Méprisez le vulgaire et ses cris odieux,
Plus on a de talent, plus on a d'envieux :
Qu'importe les méchants, leur impuissante bile ?
Pour se venger des sots, il faut leur être utile.

9

Écrivez l'œil fixé sur la postérité,
Volez, malgré leurs cris, à l'immortalité !

des passions.

Il faut des passions : leur concours salutaire
Enfante tout le bien qu'on trouve sur la terre.
Oh ! vous qui m'objectez les crimes de l'amour,
Cent miracles sont là, pour plaider à leur tour.
Le désir de la gloire enfante des prodiges ;
Otez les passions, le monde est sans prestiges :
L'homme est un animal réduit à son instinct :
Les sciences, les arts, le progrès..... tout s'éteint.
Non, non, les passions ne sauraient jamais nuire,
Il faut les maîtriser, mais jamais les détruire !
Et d'ailleurs, le peut-on ? ce projet monstrueux
N'a fermenté jamais que dans des cerveaux creux.
Sages ! utilisez ce qu'on ne peut refaire,
Ouvrez aux passions un chemin salutaire. —
Modérez la fureur de cet ambitieux.
En bornant ses désirs, l'homme est toujours heureux.
Plus on est élevé, plus on craint pour sa tête ;
C'est sur le chêne altier qu'éclate la tempête. —
Un avare est un fou ; que lui sert son trésor ?
Il périt de misère, étendu sur son or :
Prêchez l'économie, au lieu de l'avarice. —
Cet indigent maudit le sort, son injustice :
Pauvre, il voudrait de l'or... il faut, pour s'en passer,
Se donner moins de mal que pour en amasser. —

Prêchez à l'orgueilleux, le néant, la misère :
L'homme est un embryon qu'attend le ver de terre,
C'est un méchant pantin que des fils font mouvoir ;
Sur la scène du monde, à peine il se fait voir,
A peine a-t-il appris le *rolet* de sa vie ;
Au milieu des clameurs, des sifflets de l'envie,
Sous les haillons du pauvre ou sous l'habit doré,
Comme prince ou goujat, à peine il s'est montré,
Que l'acteur disparait : Dieu brise la ficelle,
Et fait monter en scène une troupe nouvelle. —
Oh ! vous tous que tourmente un malheureux amour,
Loin de l'objet aimé fixez votre séjour.
Eloignez-vous des lieux où la tempête gronde,
Voyagez, s'il se peut, allez, courez le monde :
Il est contre l'amour deux remèdes constants,
Qui ne trompent jamais... la distance et le temps. —
Et vous, pauvres jaloux, qui desséchez d'envie,
Qui changez en poisons les roses de la vie ;
Pourquoi faire la guerre à vos rivaux heureux !
C'est en les surpassant, qu'il faut se venger d'eux.

FIN.

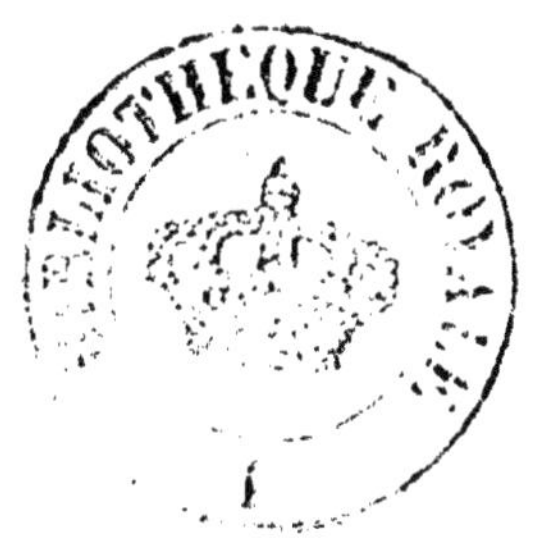

TABLE.

Autres **PRÉCEPTES** attribués à **L'ÉCOLE** de **SALERNE.**

ÉCOLE DE PARIS.

CIRCUMFUSA.

www.ingramcontent.com/pod-product-compliance
Ingram Content Group UK Ltd.
Pitfield, Milton Keynes, MK11 3LW, UK
UKHW022231080726
13614UKWH00007B/549